癌细胞害怕
我们这样吃

{ 40 年临床研究 ＋ 14 年追踪调查　独创济阳式食疗法 }

[日] **济阳高穗**　主编　鲁雯霏　译

日本消化外科名医　济阳式食疗法创始人

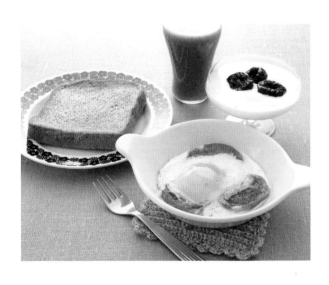

江西科学技术出版社

前言

距离 2008 年《这样做，让癌症消失》一书出版已经过去 7 年，而从相信《用饮食治愈癌症》一书开始，我关注饮食疗法已经有近 20 年了。与当时被看作是欺诈相比，如今，人们已经转变了对饮食疗法的看法。

当然，至今仍然能够听到不少"食疗治愈癌症真是荒谬"的声音，但我深知食疗与癌症的关系，并懂得如何通过饮食来改善、治愈癌症，因而才孜孜不倦地继续撰写这类书籍。这期间，很多在其他医疗机构被宣告为"束手无策"的中期、末期癌症患者，在接受了我的诊疗后，近半数成功生存下来。这些患者中有不少人给我寄来信件、电邮，他们告诉我通过坚持食疗，病症得以好转，最新的检验报告上大多都有诸如"癌细胞消失了""肿瘤缩小了"等字眼。

听到这些患者的心声，高兴之余，我也深感一直坚持以饮食为中心研究营养、代谢疗法是正确的。

最近，我建立了一个诊查癌症、增进健康，名为"西台健康俱乐部"的团体。在团体活动中，除了演讲以外，我还开展了针对癌症患者的食疗体验活动，并让那些通过实践济阳式食疗法，成功战胜癌症的患者们发表感言。治疗癌症需要花费相当长的时间，即使治疗也不一定能够得到好的疗效，既有出现奇迹的时候，也有毫无进展的时候，让患者们看到成功的希望显然是对他们最有力的鼓励。

说起来，我在癌症治疗中引入食疗法正是因为感受到了西医的局限，并且"多拯救一个患者也好"的心愿从未改变。

想要战胜癌症必需从改善饮食做起，希望本书能帮助到更多的患者及他们的家庭。

西台诊所院长　**济阳高穗**

目录

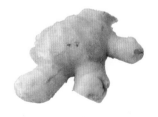
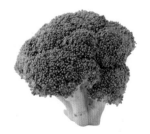
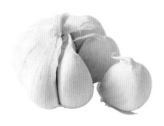

第2章 **防治癌症的一周餐单**

防治癌症的一周餐单

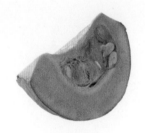

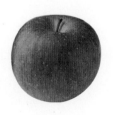

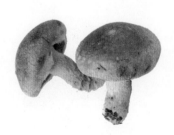

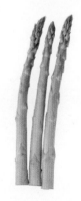

第3章 让癌细胞都害怕的食物

蔬菜·薯类·谷类

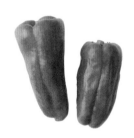

水果

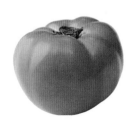

藻类·菌类

第4章 这样吃，容易诱发癌症

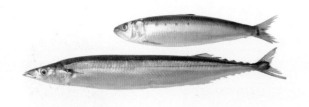

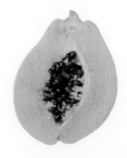

第**5**章 改善癌症体质必需的营养素

附 录

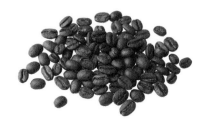

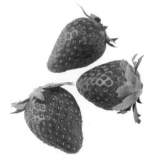

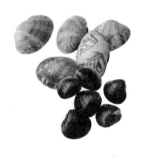

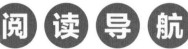

阅读导航

为了向您清楚明了地解说癌症与饮食的关系，首先在第1章中向您详细介绍能有效抗癌的营养素，第2章中为您提供1周的抗癌餐单，第3章中向您介绍有效抗癌的食物，共同构成简单易行的济阳式食疗法。

标签

第3章中将有效抗癌的各种效果特征分类为"免疫力""肠道环境""矿物质群平衡""三羧酸循环"4种类型，每种食材具有哪种功效通过标签就能一目了然。

蔬菜·薯类·谷类

最新研究资料

内文中也会向您介绍有效抗癌的营养素，关于癌症与饮食的动物实验、调查结果等最新研究资料。

防癌效果惊人的硫化物

卷心菜的营养素中最具有抗癌效力的当属其中的异硫氰酸酯，这是十字花科蔬菜中含有的一种硫化物，能有效抑制致癌物质，从而达到预防癌症的目的。

有报告指出，异硫氰酸酯能有效抑制由烟草中的致癌物引发的肺癌、肝癌、胃肠癌等癌症。

另一个为人所知的营养素是过氧化物酶。过氧化物酶是一种能成为辛辣味来源的成分，具有解除亚硝胺等致癌物毒性的作用。

美国国立癌症研究所发表的《防癌食品金字塔》中指出，卷心菜名列防癌食品名单第2位。

免疫力

肠道环境

卷心菜

的有效防癌，大获好评的优良食材

卷心菜的基本资料

基本资料
十字花科芸薹属 时令季节：春季、冬季
能量（100g）………………23kcal
富含的营养素
维生素C（100g）…………41mg
维生素K（100g）…………78ug
泛酸（100g）…………0.22mg
有效抗癌的营养素
异硫氰酸酯（152页）、过氧化物酶（156页）、维生素C（25页）、维生素U（155页）
对抗癌症类型
肺癌、肝癌、胃癌、肠癌、膀胱癌

基本资料

简单明了地介绍了食材的时令、能量、富含哪些抗癌营养素、对于哪种癌症有效等基本资料。含量较多的营养素按照每100g食物中的含量来表示。本书出现的能量单位以kcal来表示，1kcal约合4184焦耳（J）。

有效抗癌的食材组合

卷心菜中含有的β—胡萝卜素不太多，因此与黄绿蔬菜一起食用效果更佳。
富含β—胡萝卜素的食物
菠菜78页、西蓝花73页、小白菜78页

富含维生素C、维生素U

另外，卷心菜中还富含能有效预防癌症的维生素。有报告指出，卷心菜中的维生素C具有防癌效果，能缩小膀胱癌、大肠癌的肿瘤病灶。

经加热后会至少流失一半维生素C，切碎水洗也会造成20%的维生素C流失。

另外，卷心菜中还含有能保护胃肠黏膜、预防及改善胃十二指肠溃疡的维生素U。丰富的膳食纤维能通畅宿便，调整肠道环境，有益于预防以大肠癌为首的生活习惯病。

对应餐单
40页、45页

72

抗癌食材组合

一种食材中不能包含所有有效抗癌的营养素，为了弥补食材中缺乏的营养素，另外向您介绍用于搭配食用的有益食材。

对应餐单

第2章中为您介绍1周的饮食餐单。对应餐单标明了食材的餐单页，请作为参考。

序言　抗癌效果惊人的济阳式食疗法

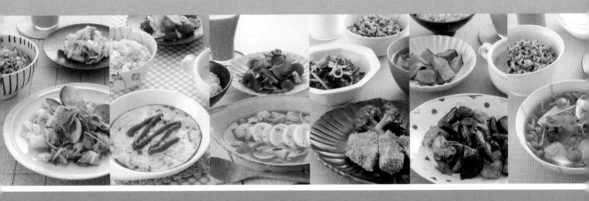

效率高达 64.5% 的济阳式食疗法

在抗癌治疗中引入食疗法的契机

被诊断只有数月生命的患者，身体中的癌细胞消失了，此后一直精神饱满地生活，展现出奇迹般的恢复力。

作为一名外科医生，我在常年实施肿瘤切除手术治疗癌症病患的过程中，遇到过一些这样自行痊愈的患者，对癌症的看法也渐渐改变了。

难以根治的中期肝癌患者通过彻底地进行食疗法养生，1 年半后其癌症病灶消失得无影无踪，这一病例康复事件成为了我关注饮食疗法的契机。另外，还有许多通过实施食疗法改善癌症症状的病例，我感到这些病例并不是特殊例子，于是我开始研究各种抗癌食疗法，最终独创了济阳式食疗法。

另外，这也是受到了 2002 年术后 5 年生存率结果的影响。当时我就职于都立荏原医院，对患有消化器官癌症的患者进行了跟踪调查。

5 年生存率，是接受抗癌治疗的患者 5 年后的存活比例，是用来衡量癌症治疗是否成功的指标数值。我们将切除了肉眼可见的病灶、从一般的手术或抗癌治疗角度上可以说已经成功治疗的病例患者作为调查对象。

调查样本容量为大肠癌 623 例、胃癌 487 例、肝癌 143 例等，合计 1406 例，调查结果表明消化器官癌症患者的 5 年生存率分别是大肠癌 68%、胃癌 47%、肝癌 35%，最低的胰脏癌只有 9%，平均生存率为 52%，其结果之低令人难以接受。好不容易实施了手术，却在 5 年后有接近半数的患者离开了人世，这一结果令我愕然，也是我投入到食疗法的研究与实践中去的另一原因。

有效率高达 64.5% 的治疗效果

稍后我会详细介绍济阳式食疗法的具体内容，而最初在摸索中进行的食疗法已经发挥了令人惊异的效果。

在其他医疗机构被宣布"没有办法治疗"而被放弃的患者，在食疗法的帮助下一个接一个地恢复了健康。在我的其他著述中也介绍了患者们的经验之谈，迄今为止的治疗有效率为 64.5%，完全治愈病例 30 例，改善病例 106 例。其中约半数的病例是无法进行手术治疗的中期癌症患者，约 4 成是复发和因癌细胞向其他脏器转移而治疗困难的末期癌症患者，因此可以说 64.5% 的有效率已经是相当高的数值了。

消化器官癌症术后的 5 年生存率

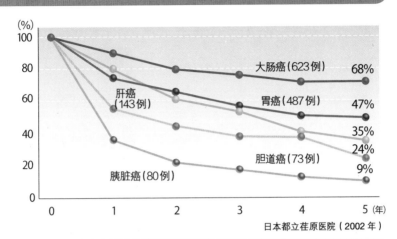

日本都立荏原医院（2002 年）

济阳式食疗法的治疗成绩

病　例（数）	完全治愈	状态改善	无变化	恶　化	死　亡
食道癌（7 例）	2	1	0	0	4
胃癌（30 例）	3	15	0	1	11
肝癌（8 例）	2	3	0	1	2
胰腺癌（13 例）	1	5	0	2	5
胆道癌（9 例）	1	3	0	1	4
大肠癌（60 例）	4	32	1	2	21
前列腺癌（17 例）	7	8	0	0	2
乳癌（26 例）	6	13	1	1	5
恶性淋巴瘤（12 例）	1	10	0	0	1
其他（29 例）	3	16	0	2	8
合计　211 例	30	106	2	10	63

日本东京西台诊所（2010 年·平均调查期间 3 年 6 个月）

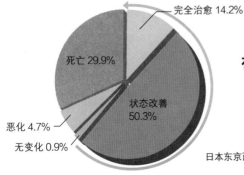

完全治愈 14.2%

死亡 29.9%

状态改善 50.3%

恶化 4.7%

无变化 0.9%

有效率（ 完全治愈 + 状态改善 ）

64.5%

日本东京西台诊所（2010 年 /211 例）

济阳式食疗法的 8 大原则

① 尽可能不摄取盐分

盐分摄取过多会造成体内矿物质群失衡，使细胞代谢不能顺畅进行，从而成为易患癌体质（详情请见第 28 页）。

因此济阳式食疗法推荐尽可能不摄取盐分。也许您担心不摄取盐分会出现别的问题。其实，有的食材（特别是鱼类、贝类、藻类）中本身就含有盐分，而维持生命活动必需的盐分 1 天只需要 2 ~ 3g，完全可以从天然食材中摄取。

另外，使用调味料、食用大量含盐量大的加工食品也要适量。要知道，与从前相比，现代人食用的盐分已经大大增加了。

抗癌治疗中 尽量不摄取
预防复发 1 天摄取不超过 5g

② 限制动物性蛋白质、类脂质的摄入（四足哺乳动物）

美国的研究报告指出，动物性蛋白质与癌症的发生有着密切关系（详情请见第 130 页）。动物性脂肪中含有较多的饱和脂肪酸，它容易引发癌症，造成免疫力低下（详情请见第 132 页）。

这里的动物性蛋白质、类脂质大多来源于四足哺乳动物（牛、猪、羊等），抗癌治疗中的半年至 1 年间应该严禁这类食物的摄入。为了提高食疗法的效果，饮食应该尽量以糙米、蔬菜为基础，不能坚持只食用糙米、蔬菜的患者可以适量食用鸡肉、鱼类、贝类食物。

抗癌治疗中 半年至 1 年间严禁食用四足哺乳动物。每日 1 个鸡蛋，1 周可以食用 2 ~ 3 次鸡肉、白肉鱼、贝类、甲壳类食物。
预防复发 以每日 1 个鸡蛋、1 次鸡肉、1 次鱼类、1 次贝类为基础，1 周可食用 1 次四足哺乳动物类食物。

③ 大量食用新鲜蔬菜、水果（低·无农药残留）

人体中存在一种叫作自由基的物质，它能够氧化细胞，而引发癌症的重要原因之一就与一种被称为过氧化脂质的氧化脂肪有关（详情请见第 24 页）。

蔬菜、水果中除了含有能使过氧化脂质无害化的抗氧化物质（详情请见第 24 页），还富含能将体内多余的钠元素排出体外、调整矿物质群平衡的钾元素（详情请见第 28 页）。

抗癌治疗中 每日食用大量蔬菜、水果（1.5L 果汁和 500g 蔬菜）
预防复发 每日饮用 200 ~ 500ml 果汁与 350 ~ 500g 蔬菜

④ 食用含有胚芽的谷物、豆类、薯类食物

最近大家开始注意癌症与三羧酸循环的关系。三羧酸循环是人体为了维持正常生命活动而制造能量的系统（详情请见第 26 页）。完成柠檬酸代谢的三羧酸循环如果不能顺畅进行，就会引发不仅限于癌症的各种疾病。

谷类的胚芽中含有能让三羧酸循环顺畅进行的维生素 B_1，而近年来癌症频发也与碾米技术发展导致人体无法摄取足量的维生素 B_1 有一定的关系。

另外，豆类（大豆）中

⑤ 食用乳酸菌、藻类、菌类食物

最新研究表明，肠道环境健康与否会影响人体免疫力的强弱（详情请见第30页）。另外，肠道还承担着将体内的有害物质与粪便一起排出体外的重要职责。因此，调整肠道环境不仅能预防癌症，还是预防所有疾病的关键。那么，请您积极食用富含能调整肠道环境的乳酸菌、食物纤维的藻类、菌类食物吧，而藻类、菌类食物本身也含有具有抗癌作用的有益物质。

抗癌治疗中 酸奶每日300～500g。藻类、菌类食物每日各1次。

预防复发 酸奶每日300g。藻类、菌类食物每日各1次。

含有具有抗癌作用的异黄酮（详情请见第97页）以及具有防癌作用的优质食物纤维（详情请见第31页）。除此之外向您推荐具有同样功效的薯类食物。

抗癌治疗中 每日1餐食用糙米、胚芽米、五谷米、全麦面包或意大利面。豆类、薯类每日1次。

预防复发 1周1～2次糙米或其他胚芽谷物。豆类、薯类每日1次。

⑥ 食用柠檬、蜂蜜、啤酒酵母

柠檬含有强抗氧化作用的维生素C以及能让三羧酸循环顺畅进行的有益物质（详情请见第101页）。蜂蜜自古以来就被当作能提高免疫力、药食同源的食材使用。

啤酒酵母（干酵母片①）是蛋白质补给的重要辅助食品。坚持以糙米、蔬菜为主的饮食容易造成动物性蛋白质（氨基酸）摄取不足，因此需要每日服用啤酒酵母制剂作为补充。

抗癌治疗中 柠檬每日2个，蜂蜜每日1大匙，啤酒酵母片剂每日20片。

预防复发 柠檬每日1个，蜂蜜每日1大匙。

⑦ 仅食用橄榄油或芝麻油

调和油有许多种类，也要注意选择食用（详情请见第133页）。要避免选择容易氧化的油类，建议选用橄榄油、芝麻油等富含一价不饱和脂肪酸的油类。推荐食用加热处理后不容易氧化的橄榄油。

抗癌治疗中 控制摄取量。
预防复发 注意不要摄取过量。

⑧ 饮用天然水

自来水中残留有诱发癌症的氯气（详情请见第141页）。虽然只是微量，但每天饮用的话也会对身体造成危害。

济阳式食疗法推荐尽量饮用未经加工的自然水源。难以得到这种水源的患者需要安装净水器。

抗癌治疗中 天然矿泉水。
预防复发 推荐安装净水器。

①干酵母片：原文是"爱表斯片剂"，"爱表斯"为商标名。

诱发癌症的因素多半是"病从口入"

这种饮食生活引发癌症

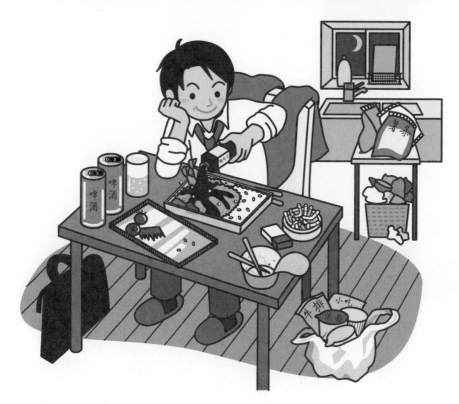

肥甘厚味　嗜好烟酒

　　产生癌细胞的主要原因有许多，一般认为当人体的新陈代谢不良时更容易引发癌细胞的产生。

　　另外，诱发癌症的因素多半是"病从口入"。偏好味道浓的食物而摄入大量盐分，喜爱牛肉、猪肉而每日无肉不欢，讨厌蔬菜、水果，爱好方便的加工食品、快餐食品而大快朵颐。正是这样的饮食生活容易让你的身体变成癌症易发体质。

　　不良的饮食习惯再加上每日抽烟、每晚小酌，更加让身体成为了不得癌症才不可思议的癌症高发体质。

这种饮食结构消灭癌症

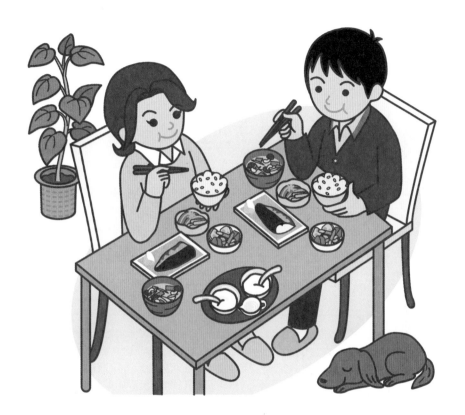

饮食合于时令　传统日本饮食能有效防癌

　　日本绳文时代，人们以不经碾轧的谷类为主食，搭配应季的鱼类、贝类为配菜的同时，大量摄取蔬菜、藻类、菌类、大豆、薯类等食物。这样的饮食结构正是济阳式食疗法的基础。

　　这样的饮食结构可以提高人体免疫力，调整肠道环境，高效生成热量，平衡体内矿物质群，使新陈代谢正常进行从而达到预防或改善癌症的作用。

　　理想的饮食是至少将 1 餐的米饭换成糙米或胚芽米，均衡摄取动物性蛋白质（肉、鱼）与植物性蛋白质（大豆等），以及尽量多食用时令蔬菜、水果。不推荐在外就餐，少吃副食、快餐或加工食品。

正确的饮食助你远离癌症

尽量不摄入妨碍体内新陈代谢的有害物质

济阳式食疗法认为患癌症的主要原因是体内的正常新陈代谢出现了障碍。

人体以食物中含有的营养素、氧气、水为基础产生能量、细胞。这种为了维持生命活动而产生的体内反应被称为"新陈代谢"。为了维持生命活动，人体内一直进行着新陈代谢活动。

代谢过程中，不仅会产生能量与细胞，还会制造出身体不需要的物质。如果这些废物沉积在体内就会对身体造成伤害，因此人体本身具有净化有害物质、将有害物质排出体外的各种系统。

粪便、尿液、汗液、呼吸都是将新陈代谢产生的有害物质排出体外的系统渠道。除此之外，体内还有各种各样为了净化有害物质而工作的系统。免疫系统（详情请见第22页）也是其中一种。

健康者的这一系列系统原本正常工作，但随着年龄增长，受到饮食、生活习惯的影响，当人体产生了过多的有害物质时，这些系统就会不堪重负。这样体内开始沉积有害物质，自然而然就会引起生活习惯病、癌症、衰老。

英国的道尔博士曾指出："约有30%的患者是因为吸烟而引发的癌症，约有35%的患者是因为饮食，再加上酒精、食品添加剂等引发的癌症，近50%的患者主要是因为病从口入而罹患癌症。"

积极摄取能提高身体排泄系统功能的食物

过多的盐分、容易氧化的肉类脂肪、促进癌变的动物性蛋白质、过多的酒精、食品添加剂、烟草等，持续摄入这些诱发癌症食物的人群体内会产生癌细胞。

反过来说，控制摄入这些高危食物，在日常生活中积极食用使人体新陈代谢顺畅进行、促进人体排出体内有害物质、提高免疫力的食物就能改善人体代谢的异常状态。

积极采用促进正常代谢的饮食，不但能令癌细胞难以生成，还能在一定程度上预防衰老。为了战胜癌症，让我们开始这种健康的饮食吧。

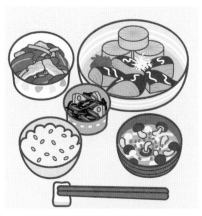

选取不引发癌症的饮食。

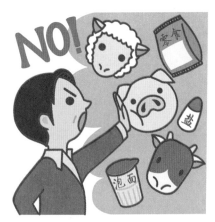

不食用诱发癌症的食物。

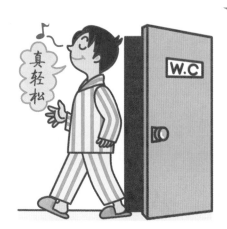

促进有害物质、废物的排泄。

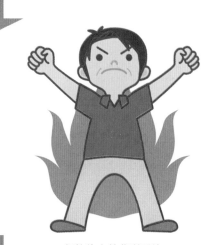

保护体内的代谢系统。

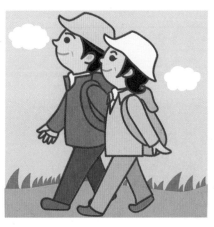

可以降低以癌症为首的疾病的患病概率，预防衰老，延长寿命。

从 今天开始改善体质

原本注意饮食健康的日本人也开始疏忽饮食

把希望寄托于济阳式食疗法的患者大多是在其他的医疗机构被宣布为"无法治疗""无法下手""只剩下××个月生命"的癌症中晚期患者。

初期癌症患者以及能够接受手术、抗癌剂治疗的患者大多还没有意识到饮食层面的问题，虽然其中也有改正饮食习惯的患者，但毕竟是少数。

这也是日本民众还并不太认同饮食与癌症关系的原因吧。在欧美，饮食与癌症的关系已经得到了科学证明，并且世界范围内都认为日式饮食有利于健康，但令人遗憾的是日式饮食的发祥地日本却在轻视自古以来的传统饮食。

治疗与食疗法同时进行

至今仍能听到"饮食根本不可能治疗癌症"的质疑声，济阳式食疗法也不是仅仅依靠饮食就能帮助患者治好癌症。在食疗的同时，也请积极进行西医治疗。

改善饮食使体内的新陈代谢恢复正常，免疫力得以提高，在此基础上接受手术或者抗癌剂治疗能更有效地打败癌症。西医治疗会为身体带来负担，而食疗法能提高身体免疫力从而辅助西医治疗。

当癌症发展到无法手术的状态时，担心西医抗癌治疗的副作用、无论如何也不愿意接受抗癌剂治疗的患者，不妨试试食疗法来改善身体状况。

但是，如果可以，我还是真诚地希望患者接受抗癌剂治疗。进行食疗法，能减少抗癌剂治疗的副作用，加强抗癌治疗效果。不要盲目回避抗癌剂治疗，请接受副作用较小、能破坏癌细胞的适当治疗，这样做能大大提高癌症的治愈概率。

从今天开始改善体质

有不少被宣布命不久矣的晚期癌症患者通过饮食疗法打败了癌症。济阳式食疗法的有效率接近65%，到底是感觉这个数字"不太高"，还是觉得"有希望"，这有赖于患者自己的判断。

但是，只要想做，改变饮食随时随地都能进行。从今天起就开始实践能改变癌症体质的济阳式食疗法吧。

第 **1** 章　这样吃，
才能消灭癌细胞

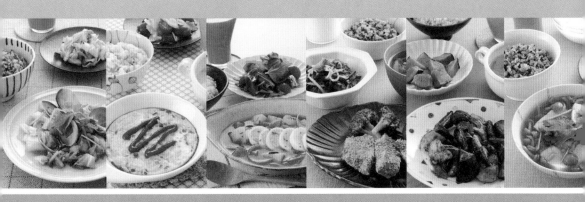

坚持半年至1年，你的身体将焕然一新

食物的营养素产生细胞

您是不是认为癌症只要通过手术切除或者注射抗癌药剂就能痊愈？实际上这并不是真正意义上的痊愈。

食疗法能有效抗癌的理由非常简单。人体部分细胞正是由食物中的营养素转化而来，人体所需的能量如果没有这些营养素就无法产生。人类维持生命的根本就是饮食，并且与吃什么密切相关。

另外，并不是能吃的东西都是适合吃的。食物中不仅有能防癌的食物，也有易引发癌症的食物。当然，也有健康人吃下去没有问题而癌症患者最好避开的食物。大家需要用甄别的眼光避开会引起癌症的食物，选择能够防癌的食物。

癌症是因为体内代谢异常而产生的

癌症是由于人体代谢受到阻碍而产生的疾病。就算切除了肉眼可见的癌细胞，仍然可以继续产生新的癌细胞。这就是复发，而复发是由于易发癌症的体质仍然没有得到改善而引起的。为了防止癌症复发，改善饮食，改变不良的日常生活习惯是不可缺少的一步。

实际上，坚持济阳式食疗法的患者根治癌症后复发的概率只有 6% ~ 8%，这是不足一成的低数值。由此可见，接受手术、抗癌剂等合适的治疗，改善饮食，将紊乱的人体状态恢复正常是抗癌治疗的关键。

尽量坚持半年至1年

尽管如此，不少患者认为如果一辈子不能吃喜欢吃的肉，不能喝酒，人生真是了无生趣。在抗癌治疗的过程中当然有严格的限制，但当肿瘤缩小、消失以后就不会继续要求您坚持这样严格的饮食。观察身体情况，治愈半年过后也可以一点点减少饮食限制。

改善体质最少需要3个月，可以的话最好坚持半年至1年。细胞更新的时间大约是100天。实际上通过控制饮食，超过3个月左右就会感觉到身体状态得到改善了。

但是，并不是半年至1年后就什么都能吃了，还是要尽量避免食用四足哺乳动物的肉类、盐分、含有大量食品添加剂的加工食品，这样才更令人安心。

开始济阳式食疗法前的注意事项

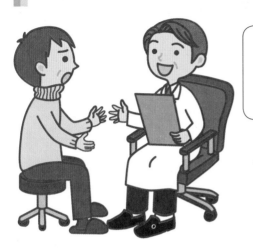

济阳式食疗的目的

● 改善人体代谢
● 改善营养状态
● 提高免疫力

* 与正在接受的治疗同步进行

开始食疗法前需要确认的问题

● 食欲正常
● 患有糖尿病、肾脏疾病的患者需要与医生商议进行食疗法的细节内容（某些蔬菜、水果中含有令血糖值上升的物质以及给肾脏造成负担的钾元素）
● 得到家人的理解和支持（食疗法在家人的协助下更容易坚持下去）

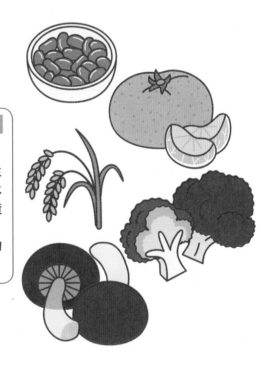

癌症不同阶段的食疗法

早期癌症	中期癌症	晚期癌症·复发癌症	预防复发
● 接受内视镜手术等合适的肿瘤缩小手术治疗。通过食疗法提高免疫力也十分重要。	● 与医生商量后选择适合自己的治疗法。马上开始食疗法，提高免疫力，可以令西医治疗事半功倍。	● 首先考虑最先进的治疗或代替疗法。彻底实施食疗法以提高治疗效果。通过食疗法令身体得到改善后，再讨论有效的治疗方法。	● 治疗后避免引发癌症的食物，注意采取能稳定人体新陈代谢、提高免疫力的饮食。

免 疫力是抗癌的关键

免疫力——保卫身体的系统

当病毒、细菌等异物侵入时，人体中与生俱来的防卫系统就会发挥作用。

麻疹、水痘、腮腺炎等疾病一次感染就会终身免疫，这就是人体免疫系统的功劳。导致这些疾病的病菌一旦入侵人体，体内就会产生抑制病菌活动的抗体，从而使疾病的各种症状得到缓解。人体的免疫系统不仅能够产生抗体，还能直接攻击病毒、细菌，从而保护人体。

白细胞承担着人体免疫的主要职责，它包含能产生抗体抑制异物活动的淋巴细胞（T 细胞、B 细胞、NK 细胞等）以及直接处理侵入异物的粒细胞、巨噬细胞，它们被统称为免疫细胞。

实际上，癌症与免疫力有着密切关系。从体外侵入的异物会被免疫细胞处理。但是癌细胞是人体自身细胞在遗传构造上发生了突变产生的，免疫细胞在辨认这些异物时需要花费较多时间。所以，癌细胞数量只有增长到一定的程度才会引起身体的免疫反应，而发现时很可能为时已晚了。

癌症是因为人体代谢异常而发生的

免疫力与癌症治疗也有一定关系。

免疫细胞中的 NK 细胞会直接攻击、消灭癌细胞。

另外，手术、抗癌剂治疗不仅会杀死癌细胞，也会对人体正常细胞造成伤害。为了修复正常细胞、让身体发挥免疫作用，除了需要攻击癌细胞外，还需要保护、修复身体机能，在这个意义上，个人的免疫力强弱程度就显得非常关键了。

抗癌剂治疗中将白细胞、淋巴细胞的数值作为基准，当它们的数量降低到一定数值以下，就需要考虑抗癌剂带来的副作用是否过大。

但是以目前的经验看来，大多数患者在接受抗癌剂治疗的同时配合食疗法不仅能令副作用减半，还能使抗癌效果倍增。这也是因为通过食疗提高了身体免疫力产生的效果吧。

抗癌治疗中，接受适当的治疗，并提高自身免疫力是十分重要的事情。

抗癌治疗的基本流程

- ●接受三大疗法（手术、抗癌剂治疗、放射线治疗）。
- ●通过代替疗法提高免疫力（食疗法是代替疗法的一种）。

抗癌治疗中白细胞和淋巴细胞的基准值

抗癌剂治疗的基准

抗癌剂治疗的基准

白细胞数量在每立方毫米 3000 ~ 4000 个，淋巴细胞数量在每立方毫米 1000 个以上。

食疗法的基准值

食疗法的基准值

淋巴细胞的数量在每立方毫米 700 ~ 1300 个。

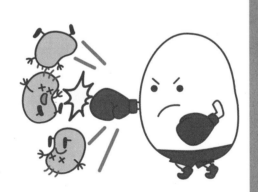

- ●同时进行食疗法，提高免疫力。

- ●每立方毫米不满 700 个淋巴细胞时，难以取得饮食疗法的效果。

① 提高免疫力的食物

提高免疫力有多种方法

提高免疫力，可以采取戒烟、戒酒、充分睡眠、提高体温、消除压力、开怀大笑等方法，但您知道吗，每天合理的饮食也是提高人体免疫力的重要方法之一。

有些食物能消灭给身体造成伤害的自由基。

不仅是癌症，几乎所有的疾病与人体衰老都是因为自由基的存在。

自由基是一种非常不稳定的物质，能氧化周围的细胞，并对其造成伤害。引发癌症的一个原因就是自由基伤害了遗传因子。而自由基的另一个危害就是过氧化脂质。过氧化脂质是被自由基氧化的脂肪的总称，其中包含了伤害遗传因子以及引发癌症的物质。

另外，动脉硬化的重要原因就是低密度胆固醇这种过氧化脂质。氧化的低胆固醇虽然会被巨噬细胞吞噬，但超过一定的界限值，巨噬细胞就会自然损坏并沉积在血管壁上，使血管壁变硬变厚，从而造成动脉硬化。

引发癌症与衰老的自由基

伤害人体的自由基可以通过长时间紫外线照射，吸烟，剧烈运动，过度饮酒，摄入农药、食物添加剂、已经氧化的陈油等外在因素增加，另外人体也会因为产生能量而制造出自由基。

其实，人体中本身就具备了抑制自由基造成伤害的系统。不过，如果人体内产生的自由基过多，处理自由基的系统便会瘫痪。此外，随着人体衰老，处理自由基的系统也会衰弱，从而不能及时处理自由基而导致癌症的发生。

可见，随着年龄的增加，罹患癌症的风险自然也会增加，而癌症患者中的年轻人的比例也在不断增加，这也许是因为有太多有害物质进入了人体。

消除自由基的抗氧化物

消除自由基的最简单方法就是摄取抗氧化物。所谓抗氧化物，即能对抗自由基的物质的总称。蔬菜、水果中富含的维生素 A、维生素 C、维生素 E、α-胡萝卜素、β-胡萝卜素、类胡萝卜素都是最具代表性的抗氧化物。

预防癌症的王牌组合——维生素 A、维生素 C、维生素 E

每 100g 中含有 600ug（微克）以上的胡萝卜素的蔬菜被称为"黄绿色蔬菜"。胡萝卜素含量稍低，但类似芦笋、青椒等能被充分利用的蔬菜也被分类为黄绿色蔬菜。黄绿色蔬菜中含有许多抗氧化物质，所以请积极食用这些蔬菜吧。厚生劳动省[②]也向大家推荐每日要摄取 350g 以上的蔬菜。

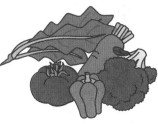

消灭癌细胞的食物

维生素 A

主要作用

维生素 A 能够强化皮肤及黏膜，具有抑制异物侵入、提高免疫力、提高消化吸收能力的作用。维生素 A 不足时，肌肤容易干燥，也容易感染皮肤病。在体内转化为维生素 A 的 β - 胡萝卜素（详情见 156 页）、α - 胡萝卜素（详情请见 152 页）具有强抗氧化性。

主要摄取来源

维生素 A 在动物肝脏及鳗鱼中含量丰富，但大量摄取会出现胆固醇、能量过剩（过量摄取的危害）等问题，令人为难。β - 胡萝卜素、α - 胡萝卜素在人体内达到一定量才会转化为维生素 A，因此不需要担心过量摄取。β - 胡萝卜素、α - 胡萝卜素富含在黄绿蔬菜中。

维生素 C

主要作用

促进皮肤、黏膜的成分——胶原蛋白的形成，提高免疫力，也有解毒作用。同时具有强抗氧化作用，能消除自由基。压力过大的人群、吸烟的人群，他们的身体会大量消耗维生素 C，应注意补充。维生素 C 是水溶性维生素，即使一次性食用过多也会在数小时内排出体外，因此，请每餐补充。

主要摄取来源

绝大部分水果都含有较多的维生素 C，另外西蓝花、菠菜、小白菜、马铃薯、苦瓜中也含有。由于易溶于水，且易被空气中的氧气氧化，直接食用新鲜蔬菜、水果较好。但薯类中的维生素 C 较耐高温，加工后也难以流失。

维生素 E

主要作用

抗氧化作用非常强的维生素，能防止脂肪成为过氧化脂质。因能防止细胞膜氧化从而达到抗衰老作用，作为恢复年轻的维生素而为人所知。维生素 E 的水解产物为生育酚，因具有强抗癌作用而备受关注。

主要摄取来源

济阳式食疗法中不向您推荐鳗鱼烤串、咸鳕鱼子、羊肉等富含维生素 E 的动物性食品。但杏仁、欧洲榛子、鳄梨、菠菜、葵花籽油等植物性食品中也含有维生素 E，请慎重选择食用。

②厚生劳动省：日本负责医疗卫生和社会保障的主要部门。

② 活跃三羧酸循环的食物

维持生命活动不可或缺的能量制造系统

三羧酸循环（详情请见第 144 页）是指在细胞内进行的制造能量的系统循环。思考、活动身体、活跃内脏器官、维持体温等所有的生命活动都必需依靠体内的能量。

能量主要来源于谷物、薯类里所含的碳水化合物（当碳水化合物不足时，也会利用脂肪、蛋白质）。从嘴里吃进去的食物，经过肠道消化、吸收、分解，碳水化合物转化为葡萄糖，被细胞内的三羧酸循环利用。三羧酸循环中，葡萄糖与氧气结合会产生能量。这时，除了能量，水与二氧化碳等废物也会随之产生，但这些物质会通过呼吸、汗液、尿液等排出体外。另外，此时体内也会产生自由基。

最近，有研究表明三羧酸循环的状态与癌症的发生有着很大关系。法国巴黎大学的皮埃尔·鲁斯汀博士表示，三羧酸循环不能顺畅进行而导致体内能量（ATP）不足时，细胞内的矿物质群会失衡而促进癌症的发生。反过来，三羧酸循环活跃，能量充足，癌症就容易康复。要想预防癌症，改善癌症病状，就必需使三羧酸循环正常进行。

营养充足的现代人却缺乏维生素

作为能量来源的葡萄糖摄取不足的情况，在今天的日本基本上不会发生，但代谢过程还需要其他的酵素与维生素的参与。

维生素 B_1 能帮助葡萄糖代谢，活跃三羧酸循环。另外，维生素 B_{12}、烟酸（维生素 B_3）、泛酸（维生素 B_5）、维生素 H（维生素 B_7）等 B 族维生素也能帮助葡萄糖代谢。B 族维生素也关系到蛋白质、脂肪的代谢，是三大营养素代谢中不可缺少的营养素。

B 族维生素存在于猪肉、动物肝脏、青背鱼类、坚果类、蔬菜中。但是只食用猪肉、肝脏等脂肪与蛋白质的话会对身体造成许多危害（详情请见第 130 ~ 135 页）。

在此推荐的是糙米、胚芽米、五谷米。谷类的谷壳与胚芽中含有柠檬酸代谢中必需的 B 族维生素。每日吃 1 次糙米、胚芽米就能达到预防癌症的效果。

▊ 以糙米作为基准单位与精白米中维生素和矿物质含量的比较

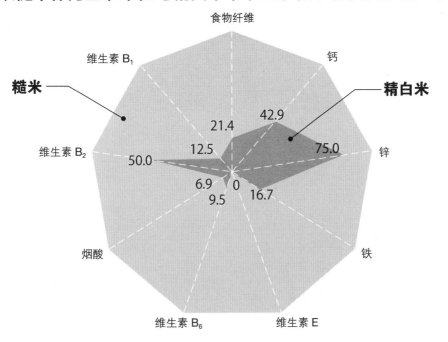

▊ 谷壳与胚芽米的力量

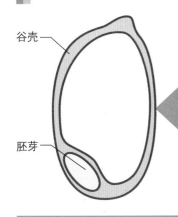

糙米中富含的营养素与精白米相比较

维生素 B_1 是精白米的 8 倍
维生素 B_6 是精白米的 10 倍
维生素 E 是精白米的 6 倍以上
食物纤维是精白米的 5 倍

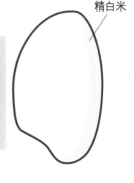

精白米

糙米（包含谷壳、胚芽）100g 中	
维生素 B_1 · · · · · · ·	0.16mg
维生素 B_6 · · · · · · ·	0.21mg
维生素 E · · · · · · · ·	0.6mg
食物纤维 · · · · · · ·	1.4g

精白米（脱掉谷壳、胚芽）100g 中	
维生素 B_1 · · · · · · ·	0.02mg
维生素 B_6 · · · · · · ·	0.02mg
维生素 E · · · · · · · ·	微量
食物纤维 · · · · · · ·	0.3g

③ 平衡矿物质群的食物

细胞内的钠元素浓度过高会引发癌症

食盐中含有大量的钠元素，摄取过多盐分会导致高血压，增加罹患脑梗死、心肌梗死的危险，因此建议您不要摄取过多盐分。厚生劳动省规定的成人食盐摄取量：男性每日 9g 以下，女性每日 7.5g 以下，但实际上男女每日都会摄取超过 10g 的盐分（2008 年日本国民健康的营养调查结果），依然有摄入过多的倾向。

摄入过多盐分，血液中的钠元素浓度会越来越高，而血液必须保持一定的浓度，多余钠元素就会通过细胞膜转移到细胞内。

研究了癌症患者细胞内部的矿物质群后发现，钠元素浓度远远超过正常值。细胞内部的钠元素浓度上升，容易使细胞受到伤害，最终可能会导致细胞癌化现象的发生。

因此，为了将钠元素过量、矿物质群紊乱的身体复原，济阳式食疗法要求尽可能抑制盐分摄入量。

促进钠元素代谢的钾元素

钾元素承担着将细胞内过剩的钠元素排出细胞外的任务。细胞膜中存在着一种能将钠元素排出细胞外，将钾元素吸收到细胞内的酶。据说癌细胞内这种酶的活性已经不足两成，但人体摄取钾元素后能对其产生激活作用。

另外，钠元素与钾元素的转移如果没有三羧酸循环中产生的能量作为基础，也无法顺利进行。B 族维生素不足，三羧酸循环不能顺畅进行，那么细胞内的钠元素及钾元素的转移也会发生障碍，使身体陷入癌症高发的恶性循环中。

几乎所有的蔬菜、水果中都含有一定的钾元素。并且蔬果中还含有较多的抗氧化物质，大量的蔬果汁能够达到预防癌症、改善三羧酸循环以及平衡矿物质群的双重效果。

富含钾元素的食物

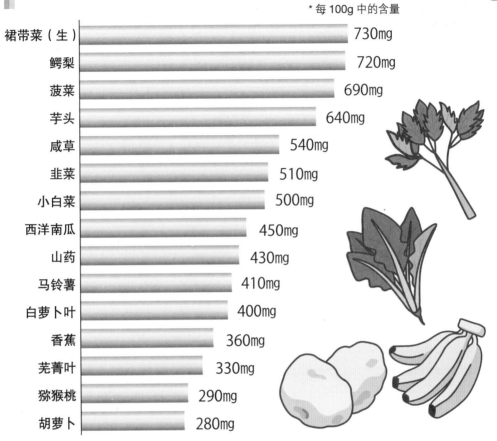

* 每 100g 中的含量

裙带菜（生）	730mg
鳄梨	720mg
菠菜	690mg
芋头	640mg
咸草	540mg
韭菜	510mg
小白菜	500mg
西洋南瓜	450mg
山药	430mg
马铃薯	410mg
白萝卜叶	400mg
香蕉	360mg
芜菁叶	330mg
猕猴桃	290mg
胡萝卜	280mg

健康专栏

摄入过多盐分易患胃癌

喜爱味道浓厚食物的人群，食用盐分过多会导致他们的胃液、血液中的钠元素浓度过高。

最近的研究表明，这类人群是胃癌高发人群。在韩国自冰箱普及后，胃癌的发生率确实降低了。这大概是因为冷藏保存后盐分含量降低了吧。

日本胃癌发生率也在下降中，这大概是国家力劝人民抑制盐分摄取的功劳。

胃癌的发生与盐分及幽门螺旋杆菌有关。盐分较多时容易伤害胃黏膜，从而使幽门螺旋杆菌容易繁殖，而事实证明幽门螺旋杆菌带有的癌变基因容易与胃黏膜结合。

改善肠道环境的食物

保持承担代谢、免疫力、解毒功能的肠道环境清洁

小肠、大肠、消化、吸收食物，再将所得的营养送往肝脏，转化为人体可以利用的能量，并将残留的气体、废物通过粪便排出体外。

容易便秘的人，肠道内易堆积有害物质及废物，也易生成致癌物质。本应排出的各种毒素沉积在体内，对身体健康非常不利。

另外，有研究证明，免疫细胞中的淋巴细胞有60%都存在于肠管上，因此肠道健康对于免疫力有着重大的影响。

这是因为肠道不仅是吸收食物营养、维持生命活动的重要脏器，还是病毒、细菌、有害物质容易入侵的场所。

为了保护身体免受外界危险的侵害，肠道内集中了大量的淋巴细胞。

增加改善肠道环境的肠道益生菌

肠道益生菌是改善肠道环境不可缺少的物质。肠道内生存着能提高消化吸收能力、免疫力，改善肠道环境的肠道益生菌以及可诱发癌症的有害菌群。益生菌与有害菌的平衡因人而异，益生菌越多，肠道蠕动功能就能更好地维持，从而能高效地吸收营养，排出废物及有害物质，维持身体健康。反过来，有害菌增多则会引起癌症、衰老。

梅契尼科夫－光冈理论"乳酸菌健康法"

益生菌的代表是乳酸菌与双叉乳杆菌。酸奶、味噌、酱油、韩国泡菜等发酵食品中含有乳酸菌。济阳式食疗法中以每日食用酸奶改善肠道环境作为目标。东京大学名誉教授光冈知足老师通过事实证明乳酸菌能刺激小肠的淋巴集结、增加淋巴细胞的数量。最近，出现了为了激活免疫力而食用乳酸菌的"乳酸菌健康法"。

帮助肠道蠕动的食物纤维

食物纤维是糖质的一种，作为营养素，属于碳水化合物。因为食物纤维并不含有任何营养，曾经被认为是没有价值的残渣。

但实际上食物纤维能够促进废物排出肠道，帮助肠道蠕动，增加肠道益生

菌，是维持健康不可缺少的营养素之一，现在已经备受人们的重视。

食物纤维包括水溶性食物纤维和不溶性食物纤维。水溶性食物纤维具有使身体平缓吸收葡萄糖、抑制胆固醇的吸收、促进多余胆固醇排出体外的作用。不溶性食物纤维基本上都是植物的细胞壁，吸收水分就会膨胀，从而能促进肠道蠕动，改善便秘。

食物纤维是调整肠道环境的必需物质。但是直接食用大量蔬菜会摄取过量不溶性食物纤维，反而给肠道带来负担。饮用果汁能去除不溶性食物纤维，推荐您均衡摄取果汁与蔬菜。

■ 富含水溶性食物纤维的食物

* 每 100g 中的含量

食品名	水溶性	不溶性	总量
干梅脯	3.4	3.8	7.2
纳豆	2.3	4.4	6.7
牛蒡	2.3	3.4	5.7
咸草	1.5	4.1	5.6
秋葵	1.4	3.6	5.0
芋头	0.8	1.5	2.3
猕猴桃	0.7	1.8	2.5
苹果	0.3	1.2	1.5
裙带菜（生）	—	—	3.6
海藻	—	—	1.4

■ 富含不溶性食物纤维的食物

* 每 100g 中的含量

食品名	水溶性	不溶性	总量
木耳（煮）	0	5.2	5.2
王菜	1.3	4.6	5.9
刺芹	0.3	4.0	4.3
黑麦面包	2.0	3.6	5.6
香菇	0.5	3.0	3.5
灰树花菌	0.3	2.4	2.7
西洋南瓜	0.9	2.6	3.5
莲藕	0.2	1.8	2.0
糙米	0.2	1.2	1.4
香蕉	0.1	1.0	1.1

目了然！防癌食物的食用方法

推荐可用于榨汁的食物

没有异味、怪味的食物，直接食用也很美味的食物

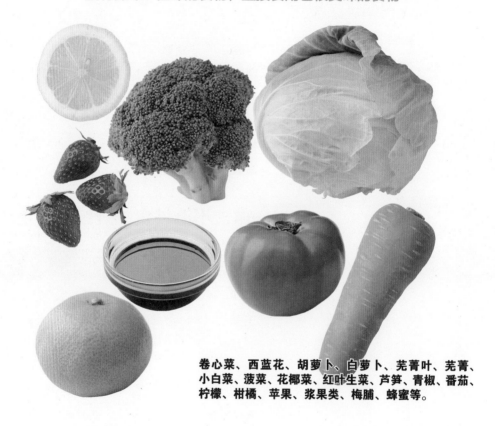

卷心菜、西蓝花、胡萝卜、白萝卜、芜菁叶、芜菁、小白菜、菠菜、花椰菜、红叶生菜、芦笋、青椒、番茄、柠檬、柑橘、苹果、浆果类、梅脯、蜂蜜等。

维生素、植物化学物（详情请见第155页），易溶于水且不耐热，为了高效吸收这些营养素，推荐大家榨汁食用。但是，也有含有异味与苦味成分或不能直接生食的食物。

没有怪味，直接食用也很美味的食物可以榨成果汁，加热处理后更易食用的食物也可以不榨汁，而是做成美味的烤蔬菜沙拉、焯蔬菜、炒菜、煮菜等食物。

为了高效利用营养素而享受不到饮食的美味或者乐趣其实是件本末倒置的事情，因此推荐您选用喜欢、适合自己的食物来进行饮食疗法。

适合烹饪后食用的食物

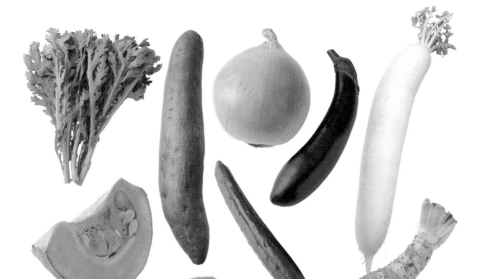

萝卜、茼蒿、王菜、咸草、苦瓜、茄子、南瓜、
洋葱、大葱、韭菜、大蒜、马铃薯、番薯、山药、
大豆、糙米、荞麦、藻类、菌类、香草、生姜、
芝麻、山葵、姜黄、鸡肉、鸡蛋、青背鱼类、
鲑鱼、贝类、甲壳类等。

适合饮用或含服的食物

绿茶、红茶、咖啡、
可可、蜂蜜、梅酒等。

※ 以上仅是举例，您也可根据喜好做出
各种尝试。

可以直接食用的食物

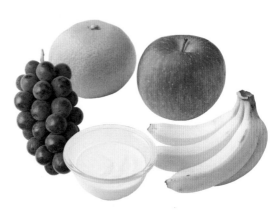

苹果、柑橘、香蕉、浆果类、梅脯、
番木瓜、香草、酸奶等。

消灭癌细胞的食材组合

比起单独食用某种食材，采取多种食材组合食用效果更好

常听说健康食品、节食情报中推荐"××不错"，就会有许多人一味地只吃这种食物。在广告宣传中推荐的商品都会被抢购一空，转眼间就从超市卖场上消失。

食物中的营养素确实可能对治疗某种疾病有效，但只选择一种食材食用，效果自然也不会好。

食物中碳水化合物、脂肪、蛋白质、维生素、矿物质、食物纤维的含量已经是"食品成分表"的基准，我们在一定程度上了解它们。除此之外还存在类胡萝卜素、多酚等其他有益身体健康的物质。另外也有虽然我们不知道哪种成分有益身体，但通过实验仍可以证明对抗癌有效的食物。

各种各样的食材组合食用就能给予身体更多的有益成分。

实际上，美国的调查报告表明，以维生素A作为膳食补充剂大量摄入反而容易增加患癌风险。维生素A虽然因为抗氧化作用强而被认为是抗癌王牌，但不能摄入过多。

从 4 种组合中均衡摄取营养

本书第3章中会向大家介绍"让癌细胞都害怕的食物"。因为会向大家介绍各种食物对抗相应癌症有效的实验、研究资料，所以也可以参考这部分内容。虽然动物实验的结果并不能直接适用于人类，但也能提供一个参考标准。

另一个标准是第1章提到的"提高免疫力""激活三羧酸循环""平衡矿物质群""调整肠道环境"这4项有效抗癌的要素。

这4项要素互有关联，只选择满足1项要素的食物倒不如均衡地摄取满足4项的各种有益食物。

每种食材上都会附有标签、专栏，也会向您介绍推荐的搭配食材，供您在选择时参考。请不要偏食，均衡摄取各种蔬菜、水果、藻类、菌类吧。

第2章 防治癌症的一周餐单

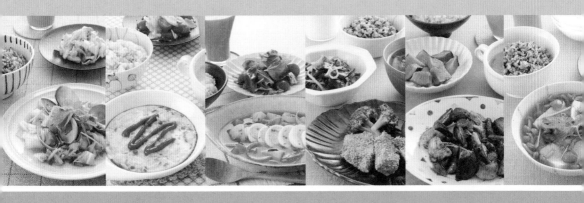

济阳式食疗法会不会太严苛?

虽然不是什么都能吃，但能吃的也不少

可能有不少人在第一次听说济阳式食疗法后，就会想到"有这么严格的限制怎么都不可能坚持""不能吃肉太不可能了"等不能坚持的理由吧。

但是，请认真思考一下。济阳式食疗法中严禁的只有四足哺乳动物的肉类、盐分、酒精，限制的只有加工食品而已。

济阳式食疗法推荐的食物有蔬菜、水果、菌类、藻类、鱼类、贝类、鸡肉、鸡蛋、蜂蜜等，与受到限制的食物相比种类不是很丰富吗?

尽管如此，感到有"严苛限制"的易患癌症人群，不正过着饮食不健康的生活吗? 倒不如说，也许正是因为总是食用这些食品才罹患癌症的吧。

确实，对于经常在外就餐的人来说，也许会认为济阳式食疗法完全不可能实现。但是在外就餐，副食、快餐中肉食较多，蔬菜较少，盐分充足。继续这种饮食生活，当然容易罹患癌症或者其他疾病。

回想日本自古以来的传统饮食多食用天然食材

济阳式食疗法实际上并没有什么很困难的内容。习惯了肥甘厚味的人群感到限制盐分十分难受，但一旦适应了就会体会到食材本身的味道，反而不习惯味浓的食物了。而且，喜欢吃肉的人在坚持食疗法的过程中也会变得没有那么想吃了。

这是因为济阳式食疗法是以日本古代的传统饮食（绳文饮食）为基础的。

传统日式饮食以糙米等谷类为主食，搭配鱼类、贝类、藻类、蔬菜等。被海包围的日本，人们都以容易到手的食材作为食物。

即使是盐分，从味噌、酱油等加工食品中摄取的习惯也是从近代开始的。而此前不都是在食用味淡的食物，体会食物本身的味道吗? 与其说济阳式食疗法是治疗癌症的特别饮食，倒不如说是回到了日本自古以来的传统饮食。

当然，蔬菜、水果中能高效抗癌的食物特别多。本章向大家介绍使用这些食材的餐单，希望能成为您选择食材的参考。

坚持济阳式食疗法的关键

思考方式改变你的痛苦

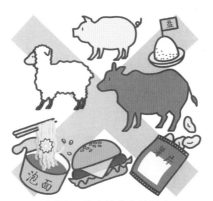

不要成为不能吃的食物的俘虏。

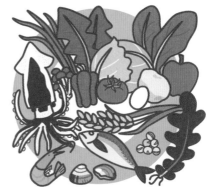

有益健康的食物有很多。

请努力控制盐分的摄入

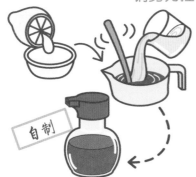

自制调味料。

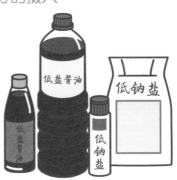

使用含盐量少的调味料。

尽量马上开始

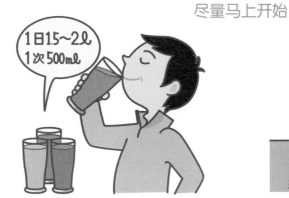

每日必需饮用大量蔬菜汁、水果汁。

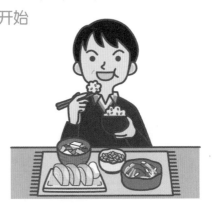

注意摄取提高免疫力的饮食。

新 鲜挤榨的果汁最有效

每日 1.5 ～ 2L 果汁提高你的免疫力

济阳式食疗法中为了食用大量的蔬菜、水果，推荐您每天饮用 1.5 ～ 2L 果汁。一次性饮用 1.5 ～ 2L，也许就会感觉到完全不可能喝下去吧。那么，请每餐饮用 500ml 吧。500ml 只是与市面上销售的一瓶宝特瓶饮品同样的分量。口渴时，谁没有一口气喝光过一瓶水呢？

当然，每餐喝一瓶的话与口渴时喝水是不一样的，但如果想到"每餐喝一瓶果汁"，是不是至少就不会觉得"绝对不可能"了呢？

为了与癌症这种疑难病症作斗争，需要每餐饮用一瓶果汁。把果汁当作是药物的话，是不是就不会那么抵触而实际行动起来了呢？

另外，想到要服用像抗癌剂这样副作用较强的药物，每餐饮用一瓶果汁也就不那么困难了吧。

每天饮用大量的果汁，这是济阳式食疗法基础中的基础。

使用新鲜食材挤榨的果汁美味满分

最重要的事情当然是饮用新鲜的果汁。

蔬果中具备抗癌作用的维生素、类胡萝卜素、多酚、酵素等都不耐热，容易氧化流失。

新鲜榨取的果汁，营养流失较少，能够有效地利用抗癌营养成分。无论如何，使用新鲜食材挤榨的果汁要比市面上销售的果汁更加美味。

市面上销售的果汁虽然物美价廉，但经过加热杀菌并添加了长期保存的防腐成分，因此并不推荐饮用。

但也有在外就餐而没有办法饮用新鲜挤榨的果汁的时候。这时候，请携带粉末状的果汁粉，倒入杯中用水调和饮用。市面上销售的果汁粉产品中也有考虑到减少营养流失而使用冻干法制作的产品。

榨取果汁时请使用不破坏营养素的榨汁机

榨取果汁时请不要使用搅拌机而要使用榨汁机，使用搅拌机榨汁容易破坏营养素。

另外，使用搅拌机榨出的果汁里含有蔬菜、水果的食物纤维。虽然食物纤维是调整肠道环境的重要营养素，但食用太多会给肠胃造成负担。特别是患者在癌症治疗时体质虚弱，做过肠胃手术的患者也不适合。因此请尽量使用榨汁机榨汁。

果汁有效对抗癌症的理由

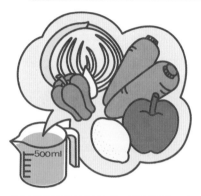

饮用果汁可以同时摄取多种蔬菜、水果。每餐以 500ml 为基础饮用。

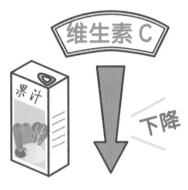

市面上销售的果汁与新鲜榨取的果汁相比，流失了更多的营养成分。

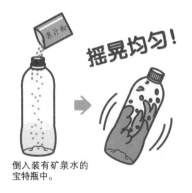

倒入装有矿泉水的宝特瓶中。

不能榨取果汁时，使用果汁粉。

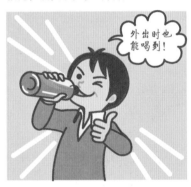

外出时也能轻松饮用。

使用榨汁机

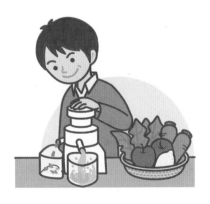

榨取果汁时，推荐使用减少营养素流失的榨汁机。另外，低速旋转的榨汁机比高速旋转的榨汁机更能减少营养素的损失。

基础果汁的制作方法

　　果汁材料的味道虽然不是最关键的，但每天饮用的话，当然还是美味一些更好。活用当季食材，根据自己的喜好做出的果汁才是每天都能坚持的秘诀。在此，向大家介绍高效使用蔬果的"绿色果汁""胡萝卜果汁""酸奶果汁"的基本制作方法以及各种变化形式。

基础果汁

【材料】（400～500ml）

卷心菜·························· 4 片
苹果···························· 1 个半
柠檬···························· 1 个

制作方法

❶将苹果去核，柠檬去皮，切成条状。每片卷心菜叶卷成卷状。

❷将❶的各种蔬果放入榨汁机里榨汁。

卷心菜的力量

富含能强效抗癌的异硫氰酸酯与过氧化物酶。维生素 C 也有消除大量自由基的作用。

详情请见第 72 页

享受基础果汁变化的乐趣
卷心菜可以换成以下食材

西蓝花 1 棵 73页、茼蒿 2/3 把 77页、小白菜 1/2 把 76页、青梗菜 2 棵、水晶菜 2/3 把、菠菜 2/3 把 78页

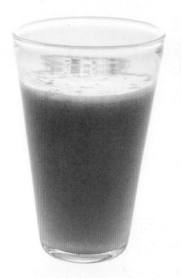

望您每日饮用的

防癌必备果汁

绿色果汁

葛森疗法中为人熟知的防癌元祖

胡萝卜果汁

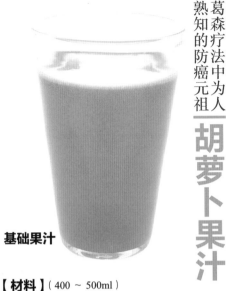

基础果汁

【材料】（400 ~ 500ml）

胡萝卜······························· 2 根
橙子································· 2 个
柠檬································· 1 个

（可以根据您的喜好适量增减）

制作方法

❶将胡萝卜去皮，切成适当的大小。橙子、柠檬去皮，切成梳子状。
❷将❶的各种食材放入榨汁机里榨汁。

┌─ **胡萝卜的力量** ─────────┐

胡萝卜富含提高免疫力并能防癌的
β - 胡萝卜素以及能调整矿物质群平
衡的钾元素、抗癌作用极强的 α - 胡
萝卜素。

详情请见第 84 页 ▶

└────────────────────┘

┌─ **享受基础果汁变化的乐趣** ───────┐

橙可以换成以下食材

葡萄柚 1 个半、菠萝 250g、苹果 1
个半 100页、番茄 2 个 86页、草莓 2/3
袋 104页、柑橘 3 个 102页

└────────────────────┘

调整肠道环境提高免疫力

酸奶果汁

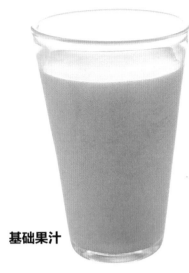

基础果汁

【材料】（400 ~ 500ml）

酸奶饮料······························· 1 杯
蓝莓······························· 250g
柠檬······························· 1/2 个

（可以根据您的喜好适当增减）

制作方法

❶将蓝莓洗净。柠檬去皮，切成梳子状。
❷将❶的各种食材放入榨汁机里榨汁后，加
入酸奶饮料，搅拌均匀。

┌─ **蓝莓的力量** ─────────┐

蓝莓富含能提高免疫力的花青素，
预防癌症的效果极佳，因此当季时
请积极食用。

详情请见第 105 页 ▶

└────────────────────┘

┌─ **享受基础果汁变化的乐趣** ───────┐

蓝莓可以换成以下食材

红椒 1 个 85页、柑橘 2 个 102页、猕猴
桃 2 个、哈密瓜 150g、番茄 2 个 86页、
芹菜 1/2 根、葡萄 2/3 串 105页、黄椒 1
个 85页、菠萝 200g、葡萄柚 2 个

└────────────────────┘

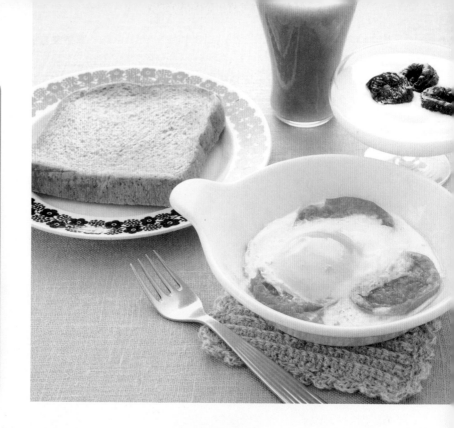

绿色果汁
梅脯酸奶
番茄溏心蛋砂锅
全麦面包

梅脯酸奶

能量 118kcal　**盐分** 0.1g

【材料】（1人份）

纯酸奶·······················100g
干梅脯···························3 个

制作方法

将酸奶盛入容器，点缀上梅脯。

* 也可以使用梅脯浓缩果汁（1 大匙）

绿色果汁·················400 ～ 500ml
（西蓝花）

制作方法 详情请见第 40 页

餐单要点

鸡蛋（详情请见 123 页）含有几乎所有的营养素，是营养均衡的优良食材。请坚持每日食用 1 个优质鸡蛋。

全麦面包

能量 153kcal　**盐分** 0.7g

【材料】（1人份）

全麦面包·················1 片（60g）

番茄溏心蛋砂锅

能量 95kcal　**盐分** 0.3g

【材料】（2 人份）

鸡蛋·····························2 个
番茄·····························1 个
低钠盐·························1/8 小匙
胡椒·····························少许

制作方法

❶将番茄去蒂，切成薄圆片。

❷将番茄分别放入 2 个耐热器皿中，撒上低钠盐与胡椒，再各打入 1 个鸡蛋。不覆盖保鲜膜，直接将耐热器皿放入微波炉（600W）中加热 2 分钟左右。

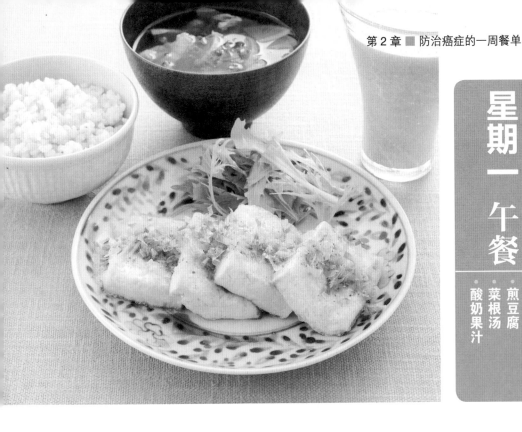

星期一 午餐

糙米饭
煎豆腐
菜根汤
酸奶果汁

菜根汤

能量	盐分
40kcal	0.5g

【材料】（2 人份）

白萝卜…………2cm　　高汤③………1 杯半
胡萝卜…………20g　　低盐酱油…1/2 大匙
油炸豆腐……1/2 片　　小葱…………1 根
生姜………2 小片

制作方法

❶将白萝卜、胡萝卜去皮，切成银杏叶状。

❷将油炸豆腐泡入热水中去油后切成长条状。将生姜、小葱切碎。

❸将❷与高汤倒入锅中加热，煮沸后加入❶的食材。蔬菜煮熟后，加入低盐酱油拌匀。

❹盛入器皿，撒上切碎的葱花。

酸奶果汁………………400 ~ 500ml

（红椒与橙）

制作方法 详情请见第 41 页

糙米饭

能量	盐分
248kcal	0g

【材料】（1 人份）

糙米饭……………………1 碗（150g）

煎豆腐

能量	盐分
217kcal	0.5g

【材料】（2 人份）

棉豆腐④……1 块　　┌低盐酱油·2 小匙
水晶菜………30g　A│
淀粉…………2 大匙　└醋…………2 小匙
芝麻油………1 大匙　干鲣鱼……2g
　　　　　　　　　　五香粉……少许

制作方法

❶将豆腐切成 1.5cm 厚的块状，并用厨房用纸包裹放置 15 分钟。水晶菜切成 4cm 长段备用。

❷风干豆腐的水汽，包裹上淀粉，在平底锅中倒入芝麻油加热，两面煎制豆腐。

❸将❷盛入器皿，浇上混合均匀的 A。撒上干鲣鱼、五香粉，点缀上水晶菜。

③高汤：日本人用鲣鱼、海带、小杂鱼干、香菇干等煮成的汤汁，广泛用于汤菜或炖菜。

④棉豆腐：在豆浆中加入卤水使凝固，然后将其倒入铺有棉布、开孔眼的箱中，轻轻挤去水分制成的豆腐。其特点是豆腐表面有布纹。

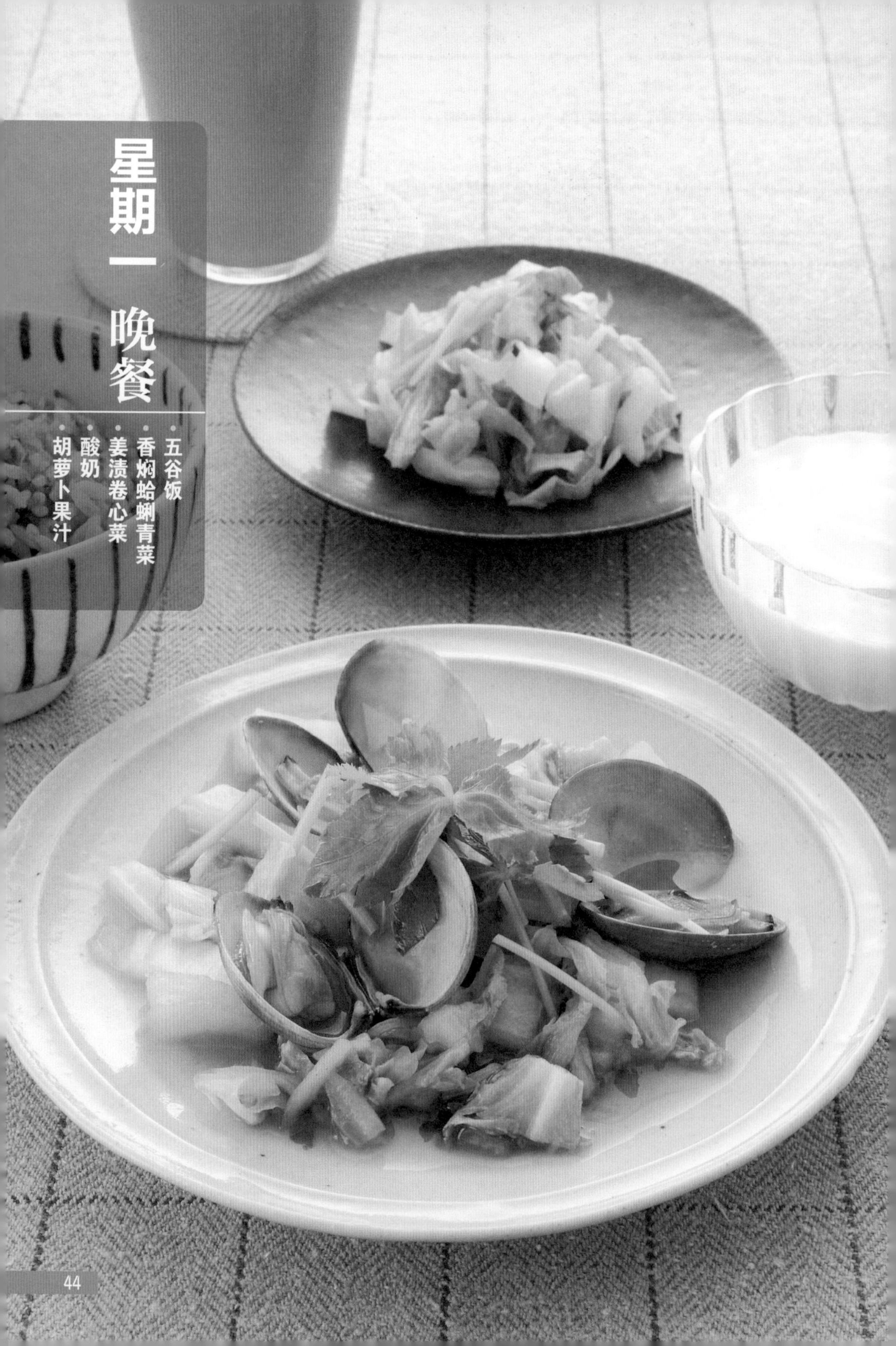

| 能量 7kcal | 盐分 0.3g | ## 姜渍卷心菜 |

【材料】（2 人份）

卷心菜·······························1 片
生姜······························1/2 块
低钠盐··························1/4 小匙

制作方法

❶将卷心菜切成长条状，生姜切碎。

❷将❶的食材倒入碗中，撒入低钠盐用手揉拌后放置一会儿，待卷心菜变软后挤干水分。

| 能量 62kcal | 盐分 0.1g | ## 酸奶 |

【材料】（1 人份）

纯酸奶·······························100g

胡萝卜果汁·····················400 ~ 500ml
（葡萄柚）

制作方法　详情请见第 41 页

* 可以将基本果汁里的柠檬减少到 1/4 个，并根据喜好加入蜂蜜。

餐单要点

推荐您制作方便易学、使用平底锅的蒸制料理。蛤蜊本身含有盐分，因此即使减少调味料，味道也非常不错。姜渍卷心菜在放置时间中，还有多余时间再制作另一样料理，十分方便，并且在冰箱中能保存 2 ~ 3 天。

| 能量 252kcal | 盐分 0g | ## 五谷饭 |

【材料】（1 人份）

五谷饭·····················1 碗（150g）

| 能量 78kcal | 盐分 0.6g | ## 香焖蛤蜊青菜 |

【材料】（2 人份）

蛤蜊（带壳）·······················80g
白菜································2 片
鸭儿芹···························1/2 把
大蒜································1 块
橄榄油···························2 小匙
清酒······························1 大匙
A ┌低盐酱油·····················1/2 小匙
　└低钠盐························1/8 小匙

制作方法

❶将蛤蜊洗净后放入碗中。将 3% 浓度的盐水倒入碗中淹没蛤蜊，然后将碗放置在阴暗处 30 分钟左右让蛤蜊吐沙。

❷将白菜切成长条状，鸭儿芹切成 3cm 长段，大蒜切成薄片备用。

❸将大蒜与橄榄油倒入平底锅中点小火加热。蒜香飘起时转成中火，将蛤蜊与清酒倒入锅中，盖上锅盖蒸制。

❹蛤蜊开口后，倒入白菜盖上盖子再蒸制 5 分钟左右。加入 A 调味，盛入器皿，撒上鸭儿芹。

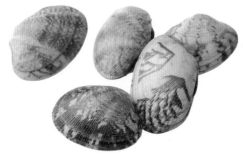

蛤蜊

蛤蜊是低脂肪贝类，含有适量蛋白质，并富含能预防癌症的牛磺酸。蛤蜊价廉物美，四季都能食用到，是济阳式食疗法的推荐食品。

详情请见第 126 页

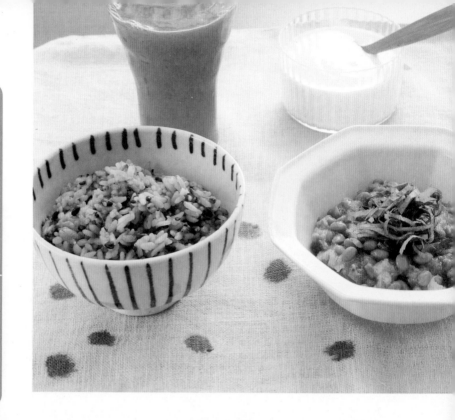

星期二 早餐

五谷饭
萝卜泥拌纳豆
酸奶
胡萝卜汁

能量	盐分
62kcal	0.1g

酸奶

【材料】（1人份）

纯酸奶·····························100g

胡萝卜果汁·················400～500ml
（菠萝）

制作方法 详情请见第41页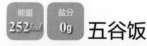

* 可以将基础果汁中的柠檬减少 1/2 个

餐单要点

没有食欲的时候，仅食用米饭与纳豆即可。搭配蔬果汁，就能保证摄取足够的蔬菜。最后，再加上一份补充蛋白质的料理（此餐单中是萝卜泥拌纳豆）即可。

能量	盐分
252kcal	0g

五谷饭

【材料】（1人份）

五谷饭····················1 碗分量（150g）

能量	盐分
115kcal	0.5g

萝卜泥拌纳豆

【材料】（2人份）

白萝卜·····························3cm
绿紫苏······························5 片
纳豆······························100g
A ┌低盐酱油·····················2 小匙
　└醋··························1 小匙

制作方法

❶将白萝卜去皮擦成泥后倒入竹篓去除水分。将绿紫苏切碎。

❷将白萝卜泥、纳豆、A 倒入碗中搅拌均匀。

❸盛入器皿，撒上绿紫苏。

46

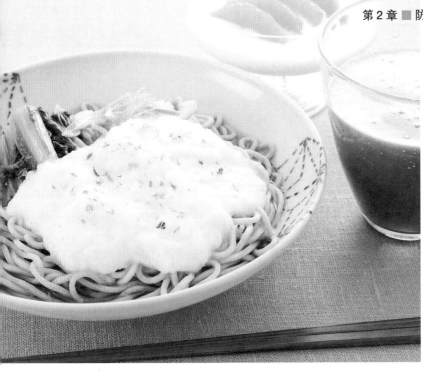

星期二午餐

- 山药泥冷荞麦面
- 橙肉酸奶
- 绿色果汁

能量	盐分
90kcal	**0.1g**

橙肉酸奶

【材料】（2 人份）
纯酸奶……………………………………100g
橙………………………………………1/2 个

制作方法

将酸奶倒入器皿，摆上去皮橙肉。

绿色果汁……………………400 ~ 500ml
（茼蒿）

制作方法 详情请见第 40 页

 餐单要点

荞麦面（详情请见第 99 页）也是能抑制癌症的食品，因含有易溶于水的芸香苷成分而备受瞩目。芸香苷在荞麦面煮制的过程中会溶于煮面的热水中，因此请连同面汤一起食用。

能量	盐分
437kcal	**0.8g**

山药泥冷荞麦面

【材料】（2 人份）
荞麦面（生）…………………2 团（260g）
山药………………………………………10cm
小白菜……………………………………1/3 把
襄荷………………………………………1 个
A ┌高汤…………………………………1 杯
　└低钠盐…………………………………1 大匙
海青菜……………………………………少许

制作方法

❶将山药去皮擦成泥。小白菜焯水，去掉多余水分，切成 4cm 的长段备用。将襄荷切碎。

❷将荞麦面放入沸水中煮熟后，盛入竹篓中去掉水分。

❸将 A 混合拌匀。

❹将❷盛入器皿，倒入❸的调味料，浇上❶。可根据喜好撒上海青菜。

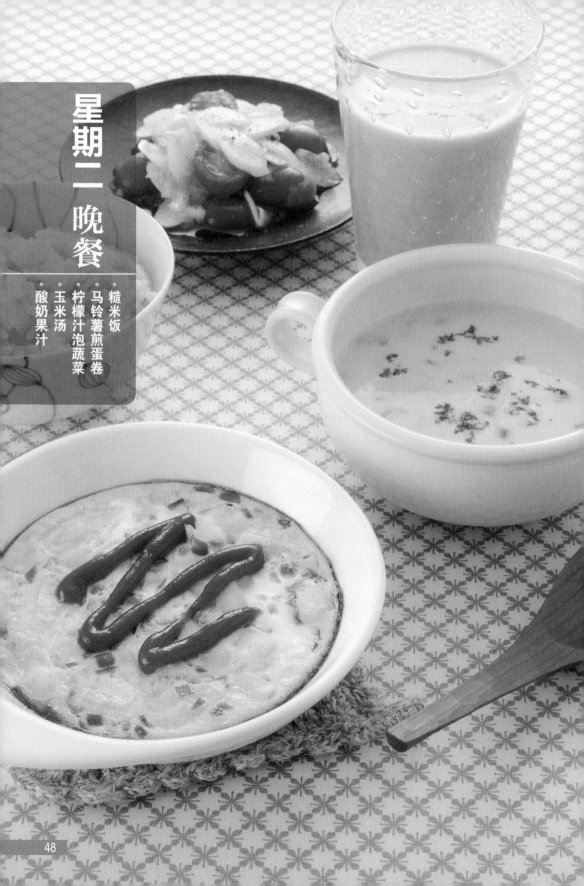

星期二 晚餐

糙米饭
马铃薯煎蛋卷
柠檬汁泡蔬菜
玉米汤
酸奶果汁

能量 **47kcal** | 盐分 **0.2g**
柠檬汁泡蔬菜

【材料】（2 人份）

洋葱…………1/8 个
芹菜…………1/4 根
迷你番茄…… 10 个

A
┌ 柠檬汁 ……2 小匙
├ 橄榄油 …… 1 小匙
├ 低钠盐 ……1/8 小匙
└ 粗胡椒粉 …… 少许

制作方法

❶将洋葱切成薄片，浸泡在水中去涩味后捞起。芹菜斜切成薄片备用。迷你番茄去蒂，对半切开。

❷将 A 倒入碗中搅拌均匀，再倒入❶的食材拌匀。

能量 **83kcal** | 盐分 **0.6g**
玉米汤

【材料】（2 人份）

香菇…………2 片

A
┌ 玉米粒（冷冻）50g
├ 水 …………1/2 杯
└ 荷兰芹 ………少许

B
┌ 奶油玉米汤……50g
├ 牛奶…………1/2 杯
├ 清炖肉汤 ……1/2 小匙
├ 低钠盐 ………1/8 小匙
└ 胡椒 …………少许

制作方法

❶将香菇切碎。

❷将❶与 A 倒入锅中加热，烹煮 5 分钟后关火，加入 B 混合搅拌均匀。

❸再点火，煮沸后盛入器皿，根据您的喜好可以撒上切碎的荷兰芹。

酸奶果汁（蓝莓）…………400 ~ 500ml

制作方法 详情请见第 41 页

餐单要点

即使加热烹调也不会流失维生素 C 的马铃薯（详情请见第 94 页），在每日餐单里大显身手。做煎蛋卷时当然是使用水煮后去掉淀粉的马铃薯更加美味。像柠檬泡汁蔬菜一样也使用柑橘类水果代替调味品，即使减少了盐分，也能享受到各种不同的美味。

能量 **248kcal** | 盐分 **0g**
糙米饭

【材料】（1 人份）

糙米饭……………………… 1 碗（150g）

能量 **145kcal** | 盐分 **0.6g**
马铃薯煎蛋卷

【材料】（2 人份）

马铃薯…………1 个
青椒…………1/2 个
鸡蛋…………2 个

A
┌ 牛奶…………1 大匙
├ 低钠盐 ……1/8 小匙
└ 胡椒…………少许
番茄酱…………1 大匙

制作方法

❶去掉马铃薯皮切成 1cm 的小块后放入耐热器皿，用保鲜膜封住碗口后放入微波炉（600w）中加热 4 分钟左右。青椒切碎。

❷将鸡蛋打入碗中，再倒入 A 搅拌均匀。然后将❶盛入 2 个耐热器皿中，再将蛋液分别倒入器皿中包裹住马铃薯。

❸在❷的碗口敷上铝箔，放入烤面包炉中烤制 10 分钟左右后取下铝箔，继续烤制至焦糖色。根据喜好可以淋上番茄酱。

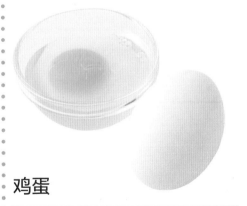

鸡蛋

鸡蛋包含蛋白质、维生素、矿物质等各种营养素（详情请见第 123 页）。食用优质饲料、散养在优良环境中的鸡生下的鸡蛋 1 天可以食用 1 个。

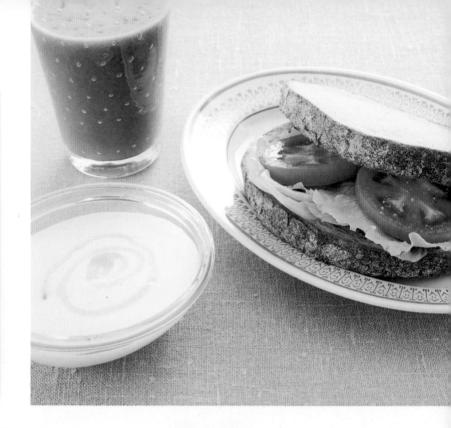

星期三 早餐

绿色果汁
蜂蜜酸奶
番茄生菜三明治

能量 83*kcal* **盐分** 0.1g **蜂蜜酸奶**

【材料】（1 人份）

纯酸奶·······························100g

蜂蜜··································1 小匙

制作方法

将酸奶倒入器皿，浇上蜂蜜。

绿色果汁······················400 ～ 500ml

（小白菜）

制作方法 详情请见第 40 页

餐单要点

济阳式食疗法中推荐每日饮用加 1 大匙蜂蜜的蜂蜜水 2 杯。虽然直接含服蜂蜜也可以，但也尝试一下与酸奶一起饮用吧。也可以加入果汁中饮用。

能量 192*kcal* **盐分** 0.9g **番茄生菜三明治**

【材料】（2 人份）

黑麦面包·······························4 片

芥末粒································1 小匙

生菜··································2 枚

番茄圆薄片·····························4 片

低钠盐·······························1/8 小匙

粗胡椒粉······························少许

橄榄油································2 小匙

制作方法

❶用手将生菜撕成一大片。

❷取面包一半分量的芥末粒涂在面包上，再将生菜、番茄按顺序叠放在面包上，撒上低钠盐与粗胡椒粉。在另一片面包上涂上橄榄油，叠放在番茄上。

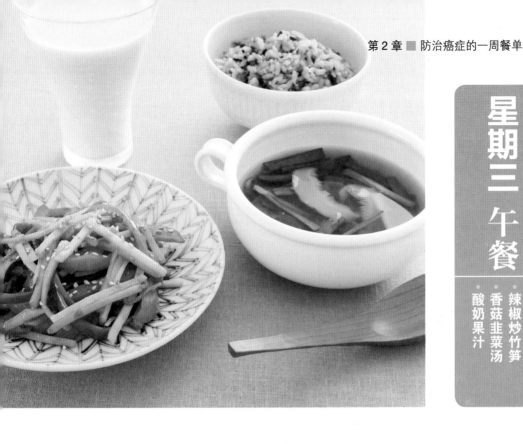

星期三 午餐

五谷饭
辣椒炒竹笋
香菇韭菜汤
酸奶果汁

能量	盐分
10kcal	0.5g

香菇韭菜汤

【材料】（2 人份）

干香菇······················· 2 片
水····························· 1 杯半
韭菜·························· 1/3 把
浓缩鸡汤······················ 1 小匙
A ┌低钠盐···················· 1/4 小匙
　└胡椒······················· 少许

制作方法

❶用适量的水使干香菇片还原后切成薄片。韭菜切成 4cm 的长段备用。

❷把❶的食材与浓缩鸡汤倒入锅中点火加热，煮沸后加入韭菜。烧热后加入 A 搅拌调味。

酸奶果汁·················400 ~ 500ml
（猕猴桃与哈密瓜）

制作方法 详情请见第 41 页

能量	盐分
252kcal	0g

五谷饭

【材料】（1 人份）

五谷饭······················ 1 碗（150g）

能量	盐分
93kcal	0.4g

辣椒炒竹笋

【材料】（2 人份）

青椒············ 2 个　　豆瓣酱······· 1/4 小匙
红椒············ 1/2 个　A ┌低盐酱油······ 1 小匙
清水煮竹笋······ 50g　　 └胡椒·········· 少许
芝麻油·········· 1 大匙　白芝麻······· 1/2 小匙

制作方法

❶去掉青椒、红椒的辣椒籽切成丝。竹笋也切成丝备用。

❷将芝麻油与豆瓣酱倒入平底锅中点小火，烧热至酱香飘起，再倒入❶的食材。

❸食材烹制变软后，加入 A 翻炒至调味料充分融合。盛入器皿，撒上白芝麻。

糙米饭
什锦咖喱汤
香草蔬菜沙拉
酸奶
胡萝卜果汁

能量 52kcal	盐分 0.3g

香草蔬菜沙拉

【材料】（2 人份）

芝麻菜·······························30g
迷你番茄···························4 个
罗勒·································5g
低钠盐·····························1/4 小匙
粗胡椒粉····························少许
橄榄油·····························2 小匙

制作方法

❶将芝麻菜切成 4cm 的长段备用。迷你番茄去蒂，对半切开。

❷将❶的食材与罗勒倒入器皿中，撒上低钠盐与粗胡椒粉，再浇上橄榄油拌制均匀。

能量 62kcal	盐分 0.1g

【材料】（1 人份）

纯酸奶······························100g

胡萝卜果汁······················400 ~ 500ml
（苹果）

制作方法 详情请见第 41 页

餐单要点

市场上销售的咖喱块加入了食品添加剂，因此并不推荐使用。在此，请尝试一下加入了咖喱粉的咖喱汤，搭配上许多蔬菜，味道会更加鲜美。咖喱粉中含有姜黄（详情请见第 115 页）。

香草

罗勒等香草类植物在美国是为人熟知的防癌食品（详情请见第 110 页）。请不要仅仅把它们当作是料理的点缀，做成沙拉积极尝试一下吧。

能量 248kcal	盐分 0g

糙米饭

【材料】（1 人份）

糙米饭·····························1 碗（150g）

能量 238kcal	盐分 0.6g

什锦咖喱汤

【材料】（2 人份）

马铃薯中等大小··············1 个
胡萝卜····················1/3 根
洋葱······················1/4 个
A ┌大蒜（切成薄片）·····1 块
　│红辣椒（切成圈状）····1/2 根
　└橄榄油···············1 大匙

B ┌水·····················1 杯半
　│咖喱粉················4 小匙
　└清炖肉汤·············小匙
水煮蛋····················2 个
荷兰芹····················少许

制作方法

❶将马铃薯与胡萝卜去皮，剁成小块。洋葱切成薄片。

❷将 A 倒入锅中点小火加热，香味飘起时调至中火，再将❶倒入锅中翻炒。倒入 B，煮沸后去掉涩味换成小火，烹煮至蔬菜变软。

❸将❷盛入器皿，摆上切成薄片的水煮蛋，根据喜好可以撒上切碎的荷兰芹。

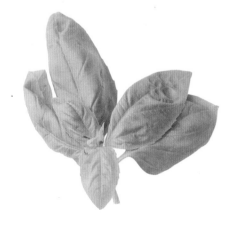

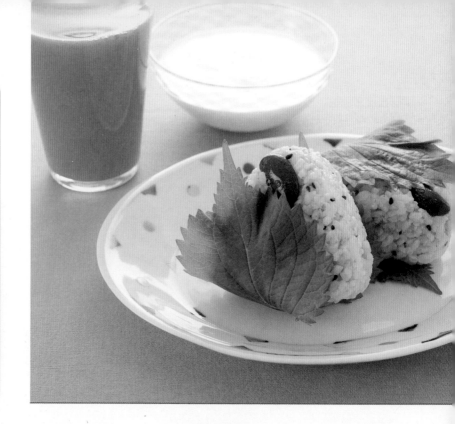

星期四 早餐

杂豆干鲣鱼饭团
酸奶
胡萝卜果汁

能量	盐分
62kcal	0.1g
酸奶

【材料】（1人份）

纯酸奶 ·····················100g

胡萝卜果汁 ·········400 ～ 500ml
（番茄）

制作方法 详情请见第 41 页

* 可以根据喜好在基础果汁里加入蜂蜜。

餐单要点

将经常要食用的糙米（详情请见第 98 页）饭做成饭团再用紫苏包裹，饭团的色香味也会更胜一筹。只要花上少许时间，饮食疗法的餐单也能变得非常有趣。

能量	盐分
377kcal	0.5g
杂豆干鲣鱼饭团

【材料】（2 人份）

	糙米饭 ·····················400g
	杂豆 ·····················50g
A	干鲣鱼 ·····················2g
	黑芝麻 ·····················1 小匙
低钠盐 ·····················1/4 小匙
绿紫苏 ·····················4 片

制作方法

❶将 A 的食材倒入碗中搅拌均匀。

❷分成 4 等分，捏成三角形饭团。

❸在饭团表面撒上低钠盐，用绿紫苏包裹。

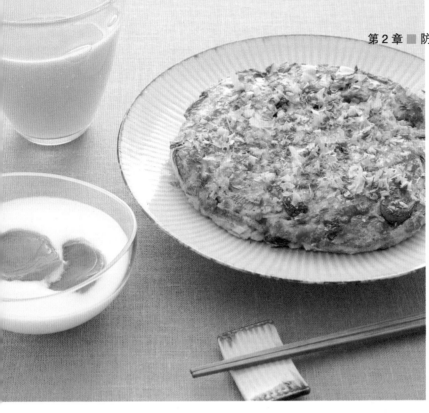

能量	盐分
97kcal	0.1g

杏肉酸奶

【材料】（2 人份）

纯酸奶·····················100g
干杏肉························2 个

制作方法

将酸奶倒入器皿，点缀上杏肉。

绿色果汁·············400 ～ 500ml
（青梗菜）

制作方法 详情请见第 40 页 ▶

餐单要点

杂样煎饼不使用面粉而使用芋头（详情请见第 96 页）与莲藕泥作为面饼，这种面饼较软，因此在火上煎烤变硬后再翻面。

能量	盐分
259kcal	0.8g

葱芹杂样煎饼

【材料】（2 人份）

大葱·························1 根
鸭儿芹·····················1/2 根
芋头·······················100g
莲藕·······················100g
鸡蛋························2 个
芝麻油······················1 大匙
浓度中等沙司·················4 小匙
干鲣鱼、海青菜···············各少许

制作方法

❶将大葱切成小段，鸭儿芹切成 4cm 长段备用。芋头与莲藕去皮擦成泥。

❷将❶与打好的蛋液倒入碗中混合均匀。

❸在平底锅中倒入芝麻油加热，将❷的一半倒入锅中，煎制好两面后，再同样煎制另一块。

❹将❸盛入器皿，浇上沙司。可以根据喜好撒上干鲣鱼与海青菜。

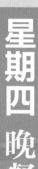

星期四　晚餐

- 五谷饭
- 芝麻煎鲑鱼
- 醋拌裙带菜萝卜干
- 蘑菇姜汤
- 酸奶果汁

能量 **20**kcal **盐分** **0.4g** **醋拌裙带菜萝卜干**

【材料】（2 人份）

干裙带菜·······························2g
萝卜干······························10g
绿紫苏·······························5 片
A ┌醋·······························2 小匙
  └低盐酱油·····················1/2 小匙

制作方法

❶用水泡开裙带菜。用热水烹煮萝卜干，去掉水分后切成 5cm 的长段备用。绿紫苏切成丝状备用。

❷将 A 倒入碗里混合均匀后加入❶拌制均匀。

能量 **12**kcal **盐分** **0.4g** **蘑菇姜汤**

【材料】（2 人份）

香菇·································2 片
口蘑································50g
生姜·······························1/2 块
高汤·······························1 杯半
低盐酱油····························1 小匙

制作方法

❶将香菇切成薄片，口蘑分成小朵。将生姜切成丝。

❷将高汤与生姜倒入锅里加热。煮沸后加入蘑菇，蘑菇煮熟后加入低盐酱油搅拌均匀。

酸奶果汁·····················400 ～ 500ml
（葡萄柚）

制作方法 详情请见第 41 页

* 可以将基础果汁中柠檬减少到 1/4 个。

餐单要点

鲑鱼（详情请见第 125 页）具有很强的抗氧化作用，是济阳式食疗法中推荐的食品。鲑鱼商品中有腌制保存的产品，所以购买时请注意挑选标记有"生"的产品。

能量 **252**kcal **盐分** **0g** **五谷饭**

【材料】（1 人份）

五谷饭·························1 碗（150g）

能量 **179**kcal **盐分** **0.5g** **芝麻煎鲑鱼**

【材料】（2 人份）

生鲑鱼························1 块（100g）
低钠盐·····························1/8 小匙
胡椒·······························少许
白芝麻·····························2 大匙
西蓝花·····························1/4 棵
芝麻油·····························2 小匙
清酒·······························2 大匙
A ┌柠檬汁·························1 小匙
  └低盐酱油·····················1 小匙
迷你番茄·····························4 个

制作方法

❶鲑鱼切成 6 等分，撒上低钠盐与胡椒，裹上白芝麻。西蓝花分成小朵去掉水分。

❷在平底锅中倒入芝麻油，放入鲑鱼、清酒后盖上盖子焖制一会儿，再煎好两面。

❸将❷盛入器皿，浇上搅拌均匀的 A。点缀上西蓝花与迷你番茄。

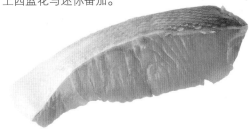

鲑鱼

鲑鱼的红色肉身是因为其中含有虾青素这种具有抗癌作用的色素（详情请见第 125 页），因此鲑鱼是济阳式食疗法的强大伙伴。

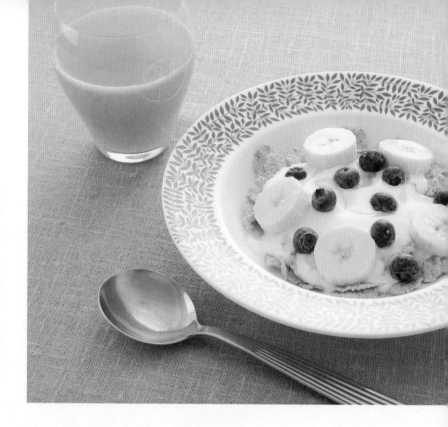

星期五 早餐

· 水果酸奶泡糙米片

· 绿色果汁

绿色果汁·····················400 ~ 500ml
（水晶菜）

制作方法 详情请见第 40 页

餐单要点

因为忙碌而没有时间做早餐的时候，就采用这份餐单吧。使用的不是普通麦片而是糙米片，搭配上酸奶与蜂蜜代替牛奶就符合济阳式食疗法的基本要求了。

能量	盐分
250kcal	0.8g

水果酸奶泡糙米片

【材料】（2 人份）

糙米片·····················60g
香蕉·····················1 根
蓝莓·····················50g
纯酸奶·····················200g
蜂蜜·····················2 小匙

制作方法

❶将香蕉切成圆薄片。

❷将糙米片倒入器皿，浇上酸奶、水果、蜂蜜。

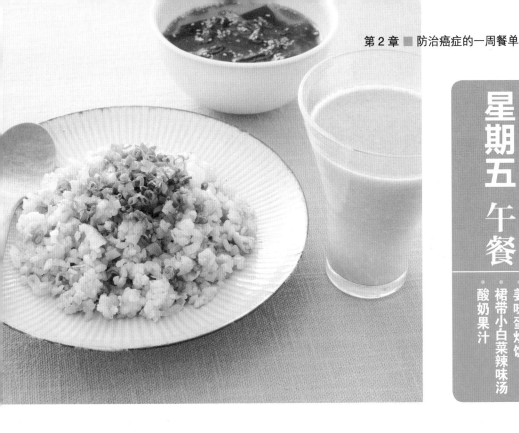

星期五 午餐

姜味蛋炒饭
裙带小白菜辣味汤
酸奶果汁

能量	盐分	
16kcal	0.6g	**裙带小白菜辣味汤**

【材料】（2 人份）

干裙带菜·····················2g
小白菜····················1/4 把
水·······················1 杯半
A ┌清鸡汤··················1 小匙
  └胡椒····················少许
辣椒油···················1/4 小匙
白芝麻···················1/2 小匙

制作方法

❶将裙带菜用水泡开。小白菜切除菜根部位后切成 4cm 的长段。

❷将 A 倒入锅中点火，煮沸后加入❶的食材调至小火，烹煮 5 分钟左右。

❸将❷盛入器皿，浇上辣椒油，撒上白芝麻。

酸奶果汁·············400 ~ 500ml
（番茄与芹菜）

制作方法 详情请见第 41 页

* 可以将基础果汁的柠檬减少到 1/4 个，根据喜好加入蜂蜜。

能量	盐分	
370kcal	0.7g	**姜味蛋炒饭**

【材料】（2 人份）

糙米饭················2 碗（300g）
大葱·····················1/2 根
小葱·······················2 根
生姜·······················1 块
芝麻油····················1 大匙
鸡蛋·······················2 个
低盐酱油··················1/2 大匙
低钠盐····················1/8 小匙
胡椒·······················少许

制作方法

❶将大葱、小葱切成小段。生姜切成碎末。

❷将平底锅中倒入芝麻油、生姜后点小火，香味飘起时调至中火，倒入打好的蛋液，慢慢搅拌。鸡蛋半熟时，倒入大葱段与糙米饭翻炒。

❸锅里的食材热熟后加入低盐酱油，撒上低钠盐与胡椒，翻炒。

❹将❸盛入器皿，撒上小葱段。

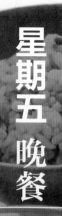

星期五 晚餐

五谷饭
烤油炸豆腐
山药拌孢子叶
蜂蜜酸奶
胡萝卜果汁

能量	盐分	
35_kcal_	**0.3g**	**山药拌孢子叶**⑤

【材料】（2 人份）

山药·····························4cm

孢子叶·························· 50g

A ┌ 醋 ························· 2 小匙
　└ 低盐酱油 ················· 1 小匙

干鲣鱼·························少许

制作方法

❶ 将山药去皮，切丝。

❷ 将 A 倒入碗中混合均匀，将❶与孢子叶倒入碗中拌匀。

❸ 将❷盛入器皿，撒上干鲣鱼。

能量	盐分	
•**83**_kcal_	**0.1g**	**蜂蜜酸奶**

【材料】（2 人份）

纯酸奶··························100g

蜂蜜··························· 1 小匙

制作方法

将酸奶倒入器皿，浇上蜂蜜。

胡萝卜果汁·················400 ~ 500ml

（橙子）

制作方法 详情请见第 41 页 ▶

餐单要点

富含植物性蛋白的大豆（详情请见第 97 页）是济阳式食疗法中重要的蛋白质来源。直接食用难以消化的大豆可以做成纳豆、豆腐、油炸豆腐等的加工食品。

⑤ 孢子叶：裙带菜靠近假根的地方，是裙带菜的繁殖器官。

⑥ 菜豆：别名四季豆、豇豆。

能量	盐分	
252_kcal_	**0g**	**五谷饭**

【材料】（1 人份）

五谷饭·····················1 碗（150g）

能量	盐分	
163_kcal_	**0.4g**	**烤油炸豆腐**

【材料】（2 人份）

油炸豆腐······················ 1 片

菜豆⑥························· 6 根

洋葱··························· 10g

A ┌ 低盐酱油 ················· 1/2 大匙
　└ 醋 ····················· 1/2 大匙

制作方法

❶ 将油炸豆腐泡入热水中去油。菜豆焯水对半切开。

❷ 将洋葱切成末与 A 混合做成增进食欲的调味料。

❸ 将油炸豆腐放入烤面包炉烤至焦糖色，切成一口大小的块状。

❹ 将❸装入器皿，浇上❷，点缀上菜豆。

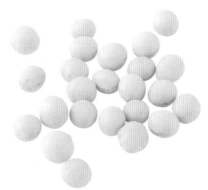

大豆

通过小白鼠实验确认大豆具有抑制癌症的效果，是防癌不可缺少的食品。大豆含有较多的食物纤维，因手术而消化吸收能力低下的人群可以食用大豆加工食品。

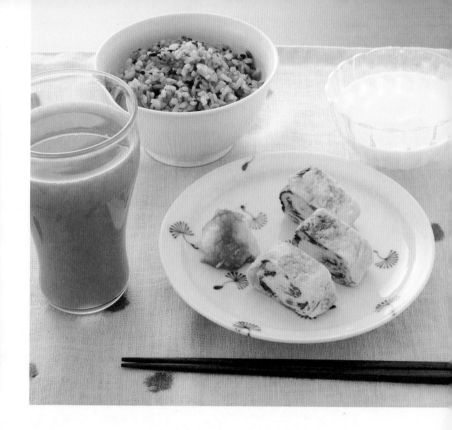

能量	盐分	
252kcal	0g	**五谷饭**

【材料】（1人份）

五谷饭......................................1 碗（150g）

能量	盐分	
120kcal	0.4g	**菠菜煎鸡蛋卷**

【材料】（2人份）

菠菜..1/4 把

┌ 鸡蛋......................................2 个

A 砂糖......................................2 小匙

└ 高汤......................................2 小匙

芝麻油......................................1 小匙

白萝卜......................................2cm

低盐酱油....................................1 小匙

制作方法

菠菜焯水挤干水分，切成 1cm 的小块备用。将 A 倒入碗中混合均匀后加入菠菜拌匀。

❷在煎蛋用的平底锅中涂上 1/2 小匙芝麻油。

❸将❶拌制均匀，倒一半到❷中，煎至半熟后向旁边卷起。将剩余的芝麻油铺满锅底，倒入剩下的蛋液，一边煎制一边卷起。余热散后，切成容易入口的大小，盛入器皿。

❹将白萝卜擦泥，在竹篓中沥去水分后，倒入❸，浇上低盐酱油。

能量	盐分	
62kcal	0.1g	**酸奶**

【材料】（1人份）

纯酸奶......................................100g

胡萝卜果汁······················400 ～ 500ml
（草莓）

制作方法 详情请见第 41 页

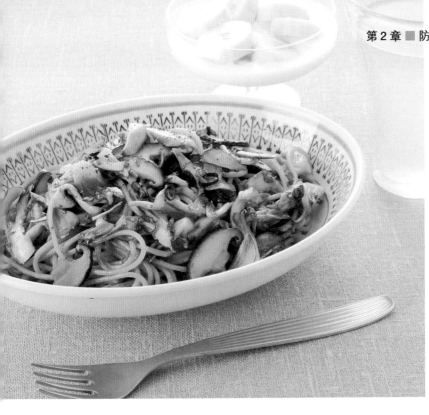

星期六午餐

辣味蘑菇意面
香蕉酸奶
绿色果汁

香蕉酸奶

能量	盐分
105kcal	0.1g

【材料】（1 人份）

纯酸奶······················100g
香蕉·······················1/2 根

制作方法

❶香蕉去皮切成圆片。

❷酸奶倒入器皿，加入香蕉。

绿色果汁··················400 ~ 500ml
（卷心菜）

制作方法 详情请见第 40 页

餐单要点

以低盐为基本原则的济阳式食疗法建议您使用不加盐的热水烹煮意面。不过，使用合适的调味料稍稍加工一下也是十分重要的（详情请见第 70 页）。

辣味蘑菇意面

能量	盐分
472kcal	0.6g

【材料】（2 人份）

全麦意面························200g
灰树花菌·······················100g
香菇····························3 片
┌大蒜（薄片）···················1 块
A红辣椒（切成圈状）·············1 个
└橄榄油·························2 大匙
低钠盐·························1/2 小匙
粗胡椒粉·······················少许
荷兰芹·························少许

制作方法

❶将灰树花菌分成小朵，香菇切成薄片。

❷在平底锅中倒入 A 点小火，香味飘起后调至中火，加入❶翻炒。

❸用足量的热水烹煮意面。煮好后放入竹篓去掉水分。

❹将❸倒入❷中翻炒，用低钠盐调味。盛入器皿，撒上粗胡椒粉与切成碎末的荷兰芹。

糙米饭
香醋煎鸡肉茄子
蜂蜜拌南瓜
蔬菜汤
酸奶果汁

能量	盐分	
66_kcal_	**0.1g**	**蜂蜜拌南瓜**

【材料】（2 人份）

南瓜·····························100g

A ┌蜂蜜·························· 2 小匙
  └低钠盐······················ 1/8 小匙

制作方法

❶将南瓜切成 1cm 厚的块状备用。

❷将❶放入耐热碗中，用保鲜膜封住碗口放入微波炉（600w）加热 2 分钟左右，用 A 拌制均匀。

能量	盐分	
11_kcal_	**0.4g**	**蔬菜汤**

【材料】（2 人份）

白萝卜·····························2cm

胡萝卜····························· 10g

荷兰豆····························· 4 个

A ┌水···························· 1 杯半
  └清炖肉汤（颗粒）············· 1 小匙

粗胡椒粉························· 少许

制作方法

❶将白萝卜与胡萝卜切成丝。荷兰豆斜切成丝。

❷在锅里倒入 A 点火。煮沸后加入❶烹煮 5 分钟左右。

❸将❷盛入器皿。撒上粗胡椒粉。

酸奶果汁·················400 ～ 500ml
（葡萄）

制作方法 详情请见第 41 页 ▶

餐单要点

鸡肉是济阳式食疗法中推荐的肉类食品（详情请见第 122 页）。鸡肉的饱和脂肪酸较少，是低脂、含有优质蛋白质的食物。请选择脂肪较少的鸡胸脯肉或腿肉，去皮后食用更佳。

能量	盐分	
248_kcal_	**0g**	**糙米饭**

【材料】（1 人份）

糙米饭····················· 1 碗分量（150g）

能量	盐分	
203_kcal_	**0.6g**	**香醋煎鸡肉茄子**

【材料】（2 人份）

鸡胸脯肉························· 2 片

低钠盐························· 1/4 小匙

胡椒····························少许

茄子····························· 2 根

大蒜····························· 1 头

橄榄油························· 2 大匙

A ┌香醋⑦························ 1 大匙
  └低盐酱油···················· 1 小匙

荷兰芹····························少许

制作方法

❶将鸡脯肉切成薄片，撒上低钠盐与胡椒。茄子剁成块状，泡在水里去掉涩味。大蒜切成薄片备用。

❷在平底锅里倒入橄榄油与胡萝卜点小火，香味飘起时炒制鸡脯肉与茄子。鸡脯肉熟后，加入 A 使味道均匀。

❸将❷盛入器皿，根据喜好撒上切成碎末的荷兰芹。

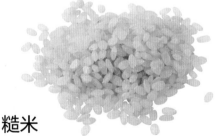

糙米

发生癌症的主要原因之一是维生素 B_1 摄入不足，从而使三羧酸循环不能顺畅进行。糙米中包含现代人容易摄取不足的维生素 B_1。

⑦ 香醋：产于意大利北部，用葡萄汁制成。

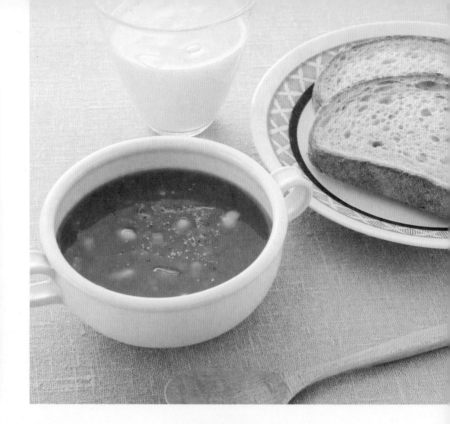

制作方法 详情请见第40页

星期天 早餐

- 黑麦面包
- 菜丝汤
- 酸奶果汁

能量 132kcal **盐分 0.6g** ## 黑麦面包

【材料】（1人份）

黑麦面包·····················2 片（50g）

酸奶果汁·················400～500ml

（黄椒与菠萝）

制作方法 详情请见第40页

餐单要点

番茄（详情请见第86页）对改善许多癌症都有效。以番茄为基础食材的菜丝汤是一款蔬菜满满的美味料理。饮用果汁会发冷或者腹痛的人群可以饮用这类汤羹来摄取足够的蔬菜。

能量 49kcal **盐分 0.5g** ## 菜丝汤

【材料】（2人份）

洋葱··························	1/8 个
芹菜··························	1/4 把
大豆（煮）··················	30g
┌ 水 ······················	半杯
A 无盐番茄果汁 ············	1 杯
└ 清炖肉汤（颗粒）········	1 小匙
粗胡椒粉····················	少许

制作方法

❶将洋葱与芹菜切末备用。

❷将 A 倒入锅中点火。煮沸后，将❶与大豆倒入锅中，调至小火烹煮 10 分钟左右。

❸将❷盛入器皿，撒上粗胡椒粉。

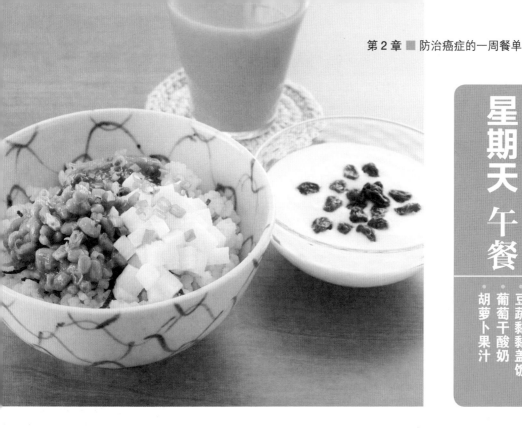

星期天 午餐

豆蔬黏黏盖饭
葡萄干酸奶
胡萝卜果汁

能量	盐分
92kcal	0.1g

葡萄干酸奶

【材料】（1人份）

纯酸奶·····································100g

葡萄干·······································10g

制作方法

将酸奶倒入器皿，撒上葡萄干。

胡萝卜果汁·················400 ～ 500ml
（柑橘）

制作方法 详情请见第 41 页

餐单要点

为了预防生活习惯病，并不推荐您食用盖饭，但是以纳豆（详情请见第 97 页）为基础食材的健康盖饭是没有问题的，并且是主食、主菜都兼顾的方便餐单。

能量	盐分
368kcal	0.6g

豆蔬黏黏盖饭

【材料】（2 人份）

糙米饭································2 碗（300g）

山药··4cm

纳豆···80g

孢子叶···50g

小葱··1 根

海苔丝··少许

醋···1 大匙

A 低盐酱油····································2 小匙

山葵酱······································1/4 小匙

制作方法

❶将山药去皮，切成 1cm 的小块与纳豆混合搅拌出黏丝。小葱切成碎段备用。

❷将糙米饭盛入器皿，撒上海苔丝。浇上山药、纳豆、孢子叶，撒上小葱。

❸最后将搅拌均匀的 A 浇在做好的盖饭上。

星期天 晚餐

五谷饭
日式煮松蕈豆腐
芝麻拌水晶菜
酸奶
绿色果汁

能量 30kcal	盐分 0.3g

芝麻拌水晶菜

【材料】（2 人份）

水晶菜······················100g
┌ 白芝麻碎 ··················1 大匙
│ 砂糖 ·····················1 小匙
A │
│ 低盐酱油 ··················1/2 小匙
└ 低钠盐 ····················1/8 小匙

制作方法

❶将水晶菜焯水后放入冷水，再沥干水分切成 4cm 长段备用。
❷将 A 倒入碗中拌匀后再放入水晶菜拌制。

能量 62kcal	盐分 0.1g

酸奶

【材料】（2 人份）

纯酸牛奶······················100g

绿色果汁······················400 ~ 500ml
（菠菜）

制作方法 详情请见第 40 页

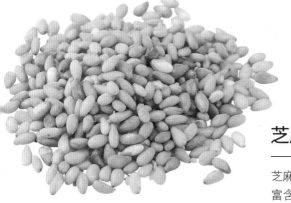

能量 252kcal	盐分 0g

五谷饭

【材料】（1 人份）

五谷饭······················1 碗（150g）

能量 99kcal	盐分 0.6g

日式煮松蕈豆腐

【材料】（2 人份）

嫩豆腐······················1 块
鸭儿芹······················8 棵
松蕈[8]·····················100g
┌ 高汤 ·····················3/4 匙
A │
└ 低盐酱油 ··················2 小匙
五香粉······················少许

制作方法

❶将豆腐切成 1.5cm 厚的块状备用。鸭儿芹切成 3cm 长段备用。
❷将 A 倒入锅中点火加热，煮沸后加入豆腐、松蕈，点小火炖煮 10 分钟。
❸将❷盛入器皿中，撒上鸭儿芹，也可根据喜好撒上五香粉。

餐单要点

也向您推荐用焯过水的蔬菜制作的拌菜。焯水后，蔬菜的体积会变小，因此一次能食用很多。另外，为了减少酱油的分量，推荐您使用黑芝麻或白芝麻拌制。

芝麻

芝麻中含有一种叫作芝麻素的抗氧化物质，并富含能有效预防大肠癌的油酸（详情请见第 113 页）。芝麻外壳坚硬，因此比起炒芝麻，选用研碎的芝麻更能有效发挥其营养价值。

⑧ 松蕈：担子菌类的食用菌，红褐色，外表黏滑。一般生长在枯木上，也有人工栽培。

制作低盐饮食的要点

善用低盐酱油、低钠盐

控制食盐摄入量时最应注意的是控制调味料的摄入。食盐当然不必说，酱油、味噌、沙司等调味料里都含有食盐。

虽说需要尽量控制，但没有味道的食物实在令人觉得乏味无趣，食不下咽，既要控制又想吃得美味也是理所当然的想法。这时，向您推荐低盐酱油或者低钠盐。

普通的口味浓重的酱油，1小匙1杯（5ml）所含的食盐量就有0.9g。而低盐酱油只有0.4g，还不到普通酱油的一半。

因为高血压人群不断增加，最近也开发出了低钠盐。

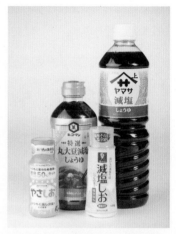

▲ 低钠盐、低钠酱油、低钠盐、低钠酱油（从左往右）。

普通食盐每100g大约含有98g氯化钠，而低钠盐每100g只含有50g氯化钠，同样减少了约一半含量。

另外，加工食品中，腌制食品、鱼卷、火腿等食物中含盐量较多。而食品添加剂（详情请见第136页）则在治疗中严禁食用。市场上销售的清炖肉汤、浓缩高汤、浓缩鸡汤中也含有食盐。请尽量自己制作高汤料理。

试着自制调味料

认为低盐调味料食不下咽的人可以试着自制调味料。在酱油中加入高汤、醋、南瓜汁、酸橘汁、柚子汁就能做出控制盐分的特别调味料。

辣椒、生姜、大蒜、紫苏、襄荷、山葵等香辛料，带有香味的蔬菜与芝麻、坚果等种子类一起使用，就能增加食物的风味，即使味道清淡也有令人印象深刻的口感。

烹煮意面时请不要加入食盐。

习惯味道浓厚食物的人一开始会感觉到不满足，但口味清淡的食物才更能让人享受到食材本身的味道。为了改善癌症体质，从今天开始进行低盐饮食吧。

第 **3** 章 让癌细胞
都害怕的食物

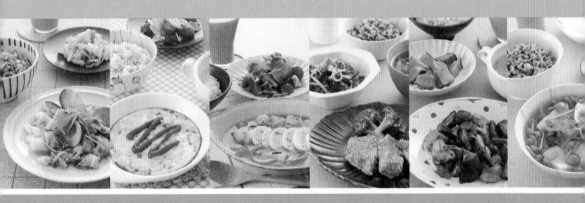

防癌效果惊人的硫化物

卷心菜的营养素中最具有抗癌效力的当属其中的异硫氰酸酯，这是十字花科蔬菜中含有的一种硫化物，能有效抑制致癌物质，从而达到预防癌症的目的。

有报告指出，异硫氰酸酯能有效抑制由烟草中的致癌物引发的肺癌、肝癌、胃肠癌等癌症。

另一个为人所知的营养素是过氧化物酶。过氧化物酶是一种能成为辛辣味来源的成分，具有解除亚硝胺等致癌物毒性的作用。

美国国立癌症研究所发表的《防癌食品金字塔》中指出，卷心菜名列防癌食品名单第2位。

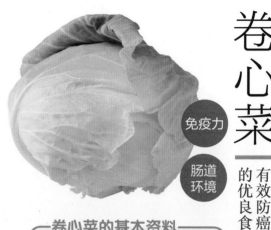

卷心菜

有效防癌，大获好评的优良食材

免疫力

肠道环境

卷心菜的基本资料

基本资料

十字花科芸薹属 时令季节：春季、冬季

能量（100g）·················· 23kcal

富含的营养素

维生素 C（100g）·············· 41mg

维生素 K（100g）·············· 78ug

泛酸（100g）················· 0.22mg

有效抗癌的营养素

异硫氰酸酯（152页）、过氧化物酶（156页）、维生素C（25页）、维生素U（155页）

对抗癌症类型

肺癌、肝癌、胃癌、肠癌、膀胱癌

有效抗癌的食材组合

卷心菜中含有的 β-胡萝卜素不太多，因此与黄绿蔬菜一起食用效果更佳。

富含 β-胡萝卜素的食物

菠菜 78页、西蓝花 73页、小白菜 76页

对应餐单

40 页、45 页

富含维生素 C、维生素 U

另外，卷心菜中还富含能有效预防癌症的维生素。有报告指出，卷心菜中的维生素 C 具有防癌效果，能缩小膀胱癌、大肠癌的肿瘤病灶。

经加热后会至少流失一半维生素 C，切碎水洗也会造成 20% 的维生素 C 流失。

另外，卷心菜中还含有能保护胃肠黏膜、预防及改善胃十二指肠溃疡的维生素 U。丰富的膳食纤维能通畅宿便，调整肠道环境，有益于预防以大肠癌为首的生活习惯病。

备受期待的强力抗癌作用

最早因为富含多种能预防癌症及老化的有益物质而受到大家注目的食物就是西蓝花。美国约翰斯·霍普金斯大学的特拉雷教授发现西蓝花中的萝卜硫素对于预防癌症有很好的效果。

萝卜硫素是十字花科的蔬菜中含有的硫化物，是蔬菜辛辣味的来源。将西蓝花切开或者磨碎的时候，因为酵素发生作用会产生萝卜硫素。直接食用，因为肠道内细菌的作用也会转化为萝卜硫素。

西蓝花也具有强力的抗氧化作用，能消灭促进癌症及老化发生的自由基。

西蓝花的基本资料

基本资料

十字花科芸薹属

时令季节：秋季至次年春季

能量（100g）·················33kcal

富含的营养素

维生素 C（100g）············120mg

β－胡萝卜素（100g）·········800ug

食物纤维（100g）············4.4g

有效抗癌的营养素

萝卜硫素（154 页）、β－胡萝卜素（156 页）、维生素 C（25 页）、维生素 E（25 页）、维生素 B₁（149 页）、硒元素（151 页）

西蓝花

含有抑制癌症的萝卜硫素

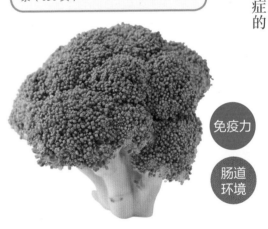

免疫力

肠道环境

西蓝花芽苗中含有相比成熟西蓝花 20 倍以上的萝卜硫素

西蓝花芽苗（发芽阶段的西蓝花）中含有相比成熟西蓝花 20 倍以上的萝卜硫素。因此食用西蓝花芽苗或者未成熟的西蓝花会有更佳的抗癌效果。

另外，西蓝花中还含有在体内能转化为维生素 A、预防癌症的 β－胡萝卜素以及消灭自由基的维生素 C、维生素 E 与 B 族维生素等有益物质。

西蓝花中的硒元素是能消灭自由基的酵素——谷胱甘肽过氧化物酶的成分之一，具有预防癌症的效果。

有效抗癌的食材组合

西蓝花本身就富含预防癌症的各种营养素，与含有维生素 E、维生素 B₁ 的蔬菜一起食用效果更佳。

富含维生素 E、维生素 B₁ 的食物

南瓜 89页、菠菜 78页、糙米 98页、荞麦面 99页

对应餐单

40 页、57 页

激活免疫细胞

白萝卜的辛辣成分来源于异硫氰酸酯这种硫化物，它具有帮助肝脏强化解毒功能的作用，能抑制癌症的发生。另外，也能够让引起心肌梗死、脑梗死的血栓难以形成。相比离叶子较近的部位，这种成分富含在距离辛味强烈的根部较近的地方。

日本帝京大学药学部的山崎正利教授将磨碎的白萝卜澄清液喂饲小白鼠，并检测了其血液中 TNF 的变化情况。TNF 是一种被称为肿瘤坏死因子的蛋白质，是白细胞活跃时产生的一种物质。产生 TNF 的白细胞越多，身体击退癌细胞的功能就越强。

白萝卜的基本资料

基本资料

十字花科萝卜属

时令季节：冬季至次年春季

能量（100g）·················· 43kcal

富含的营养素

钾元素（叶/100g）·················· 400mg

β－胡萝卜素（叶/100g）·········· 3900ug

叶酸（叶/100g）·················· 140ug

有效抗癌的营养素

异硫氰酸酯（152 页）、淀粉酶（156 页）、氧化酶（156 页）、β－胡萝卜素（156 页）、维生素 C（25 页）、维生素 E（25 页）

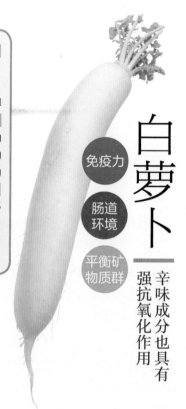

白萝卜

免疫力

肠道环境

平衡矿物质群

辛味成分也具有强抗氧化作用

有效抗癌的食材组合

白萝卜叶含有多种能提高免疫力、调整矿物质平衡的营养素，与根部一起食用效果更佳。只食用根部时，与含有 β－胡萝卜素、维生素 B₁ 的食物一起食用效果更佳。

富含维生素 B₁ 的食物

茼蒿 77页、大豆 97页、糙米 98页、荞麦面 99页

对应餐单

43 页、46 页、57 页、62 页、65 页

实验结果表明，与喂饲蒸馏水的小白鼠相比，喂饲白萝卜澄清液的小白鼠血液中的 TNF 的数量增加了 10 倍之多。虽然不知道详细的过程是怎样的，但白萝卜澄清液展现了强有力的击退癌细胞的作用。

消灭烧焦食物中的致癌物质

白萝卜中含有淀粉酶及氧化酶等消化酶。淀粉酶能改善胃部积食及消化不良的状况，氧化酶能够消灭烧焦食物中含有的致癌物质。

白萝卜叶中富含能预防癌症的维生素 A（β－胡萝卜素）、维生素 C、维生素 E。

提高肝脏的解毒能力

芜菁中富含强抗氧化作用的维生素 C，能够预防以癌症为首的各类疾病以及老化，是备受期待的健康食物。

芜菁中的钾元素含量也非常丰富，能平衡体内的矿物质群，发挥抑制癌症、预防高血压的效果。芜菁叶中含有能强化免疫力的 β－胡萝卜素及维生素 C，能帮助您锻造抵抗疾病的强健体魄。

葡萄糖异硫氰酸盐是十字花科蔬菜共有的成分，是辛辣味的来源。葡萄糖异硫氰酸盐加热后食用能提高肝脏的解毒作用，在动物实验中确认了它能抑制致癌物质的效果。

芜菁中还富含消化酶中的淀粉酶，能帮助消化。

芜菁的基本资料

基本资料

十字花科芸薹属

时令季节：冬季至次年春季

能量（100g）·················· 40kcal

富含的营养素

β－胡萝卜素（叶/100g）········· 2800ug

维生素 C（叶/100g）············ 82mg

钙元素（叶/100g）············· 250mg

有效抗癌的营养素

葡萄糖异硫氰酸盐（154 页）、β－胡萝卜素（156 页）、维生素 C（25 页）

芜菁

抑制癌症

葡萄糖异硫氰酸盐

蔬菜・薯类・谷类 ● 白萝卜/芜菁

芜菁叶属于黄绿色蔬菜

芜菁叶中含有芜菁根中没有的营养素，属于黄绿色蔬菜。芜菁叶中富含能预防癌症的 β－胡萝卜素以及 β－胡萝卜素转化成维生素 A 必需的烟酸、泛酸等 B 族维生素。

芜菁中富含的维生素 C，具有强力的抗氧化作用，能提高人体免疫力。另外，食物纤维也很丰富，具有改善便秘，抑制胆固醇与血糖升高的作用。因此请不要丢弃任何部分，完整地食用芜菁。

平衡矿物质群

免疫力

肠道环境

三羧酸循环

有效抗癌的食材组合

芜菁叶中含有多种提高免疫力、调整肠道环境的营养素，因此请与根部一起食用。如果只食用根部请与富含 β－胡萝卜素及维生素 B_1 的食物一起食用。

富含 β－胡萝卜素的食物

西蓝花 73页 、胡萝卜 84页 、南瓜 89页

提高肝脏的解毒功能

小白菜是代表性的黄绿色蔬菜，含有十字花科植物共有的具有抗癌作用的葡萄糖异硫氰酸盐。葡萄糖异硫氰酸盐能帮助肝脏提高解毒功能。动物实验证明，给予葡萄糖异硫氰酸盐后能抑制癌症的发生。

另外，小白菜中还含有抗氧化的β-胡萝卜素及维生素C。β-胡萝卜素、维生素C能够提高免疫力，因此也成为抗癌的双重保障。另外，它还含有保证矿物质平衡、预防高血压及癌症的钾元素。

小白菜草酸及苦味较少，因此能够直接食用。

确认对人体有效

小白菜中富含具有强抗氧化作用的谷胱甘肽，其作用是不能被忽视的。在美国哈佛大学的研究中，给口腔中有癌细胞的仓鼠服用谷胱甘肽，仓鼠的癌症得以治愈。

德国图林根大学，给因霉菌毒素而致癌的小白鼠服用谷胱甘肽后，小白鼠仍然存活了10个月时间。另外，在人体研究中，让肝癌患者服用谷胱甘肽，也抑制了癌细胞的增殖。

小白菜的基本资料

基本资料

十字花科芸薹属　时令季节：冬季

能量（100g）⋯⋯⋯⋯⋯⋯⋯⋯ 14kcal

富含的营养素

β-胡萝卜素（100g）⋯⋯⋯⋯ 3100ug

隐黄素（100g）⋯⋯⋯⋯⋯⋯⋯ 28ug

维生素C（100g）⋯⋯⋯⋯⋯⋯ 39mg

有效抗癌的营养素

β-胡萝卜素（156页）、葡萄糖异硫氰酸盐（154页）、维生素C（25页）、钾元素（28页）、谷胱甘肽（154页）

对抗癌症类型

肺癌

有效抗癌的食材组合

小白菜是黄绿色蔬菜，富含能提高免疫力的维生素A、维生素C。与能调整肠道环境的食物以及含有维生素B₁的食物一起食用会更佳。

富含维生素B₁的食物

茼蒿 77页 、大豆 97页 、糙米 98页 、荞麦面 99页

对应餐单

40页、47页、59页

小白菜

促进有害物质分解的葡萄糖异硫氰酸盐

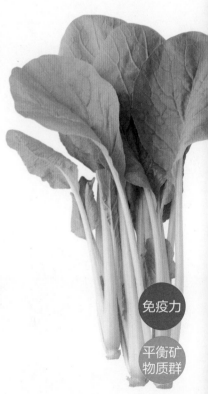

免疫力

平衡矿物质群

促进新陈代谢，抗衰老

茼蒿具有很强的抗氧化作用，富含 β - 胡萝卜素，能预防以癌症、动脉硬化为首的各种生活习惯病，其含量比菠菜更加丰富。

茼蒿中的维生素 B_1、B_2、B_6 等 B 族维生素、维生素 C 含量也极为丰富。维生素 B_1 是糖质、蛋白质、脂质代谢中不可缺少的营养素，具有令三羧酸循环顺畅进行的功能。

维生素 C 作为抗氧化成分能抑制过氧化脂质的产生，能帮助身体消除疲劳，提高抗压性，预防癌症，抗衰老。另外还具有促进皮肤新陈代谢，令皮肤保持年轻状态的作用。

茼蒿富含能调节体内矿物质浓度的钾元素及钙元素。

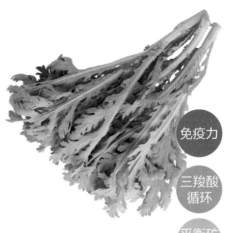

茼蒿

免疫力

三羧酸循环

平衡矿物质群

β - 胡萝卜素含量比菠菜更丰富

蔬菜·薯类·谷类 ● 小白菜／茼蒿

茼蒿的基本资料

基本资料

菊科茼蒿属 时令季节：冬季

能量（100g）...................... 22kcal

富含的营养素

β - 胡萝卜素（100g）............4500ug

维生素 C（100g）................. 19mg

维生素 B_1（100g）................. 0.1mg

有效抗癌的营养素

β - 胡萝卜素（156 页）、维生素 B 族（149 页）、维生素 C（25 页）、钾元素（28 页）、叶绿素（157 页）

有效抗癌的食材组合

茼蒿是黄绿色蔬菜，富含能提高免疫力的维生素 A、维生素 C。与能调整肠道的食物一起食用更佳。

调整肠道环境的食物

山药 96页、苹果 100页、藻类 108页、菌类 109页、酸奶 128页

对应餐单 ➡

40 页

叶绿素能抑制致癌物质

茼蒿富含叶绿素。绿色植物细胞中的叶绿体吸收阳光进行光合作用。叶绿体的色素就是叶绿素，这种色素因为能抑制致癌物质而备受注目。

将致癌物质与叶绿素混合喂饲沙门氏菌，与只喂饲致癌物质的对比组相比，该组的细胞突变减少了。果蝇实验也表明，与只喂饲致癌物质的对比组相比，该组的死亡率减少了。从这一结果不就能得知叶绿素是具有抑制致癌物质的效果的吗？

黄体素能抑制癌症

菠菜中含有极为丰富的强抗氧化成分β-胡萝卜素。不仅如此，黄体素的含量也极其丰富。

日本京都府立医科大学的西野辅翼教授十分关注黄体素的抗氧化作用，进行了以下的实验。西野教授令小白鼠患上皮肤癌，并在患处涂抹黄体素。与没有被涂抹黄体素的小白鼠相比，涂抹了黄体素的小白鼠实验组皮肤癌发生个数较低，有65%的个体产生了抑制效果。

另外，日本独立行政法人食品综合研究所给人体白血病细胞喂饲蔬菜成分来调查预防癌症的结果表明，菠菜具有最强的防癌效果，能杀死乳腺癌、肝癌、肺癌的癌细胞。

菠菜的基本资料

基本资料

藜科菠菜属 时令季节：冬季

能量（100g）·················· 20kcal

富含的营养素

β-胡萝卜素（100g）·········· 4200ug

钾元素（100g）··············· 690mg

维生素C（100g）·············· 60mg

有效抗癌的营养素

黄体素（157页）、β-胡萝卜素（156页）、叶酸（149页）、维生素C（25页）

对抗癌症类型

皮肤癌、白血病、乳腺癌、肝癌、肺癌

菠菜

黄绿色蔬菜代表提高免疫力、抑制癌症

预防动脉硬化，提高免疫力

菠菜富含B族维生素中的叶酸。叶酸能预防贫血，因预防癌症的功效而备受瞩目。菠菜中富含的叶绿素能减少血液中LDL（低密度胆固醇），能增加HDL（高密度胆固醇），预防动脉硬化，提高免疫力。

菠菜中还有丰富的维生素C，能预防癌症、老化，提高抗压力，帮助人体消除疲劳。另外，菠菜还含有能够稳定体内矿物质平衡的钾元素、钙元素以及预防贫血的铁元素。

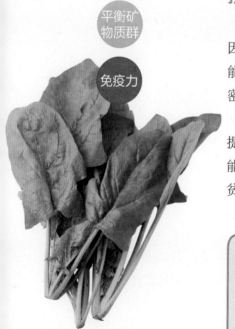

平衡矿物质群

免疫力

有效抗癌的食材组合

菠菜是黄绿色蔬菜，含有能提高免疫力的维生素A、维生素C。与能调整肠道环境的食物、含有维生素 B_1 的食物一起食用效果更佳。

富含维生素 B_1 的食物

茼蒿 77页、大豆 97页、糙米 98页、荞麦面 99页

对应餐单

40页、62页

查尔酮能抑制癌症

折断明日叶的茎干后断面处会流出一种叫作"黄汁"的黄色汁液。这种黄汁中含有"查尔酮""三萜类化合物"这两种具有强抗氧化作用的成分。

日本明治药科大学的奥山徹教授从伞形科的 14 种植物中抽出植物成分研究抑制癌症的效果，结果表明明日叶具有最强的抗癌作用。

在小白鼠的背部涂抹致癌物质，再加入诱发癌症的物质的实验中，喂饲了明日叶中查尔酮成分的小白鼠发生皮肤癌的概率被抑制在 50% 以下。

消灭有害物质的香豆素

明日叶的另外一个特别之处就是含有一种叫作香豆素的成分。这是柑橘类食物的外皮中含有的一种香味成分，在动物试验中已经确认它具有抑制癌症的作用，能抑制过氧化脂质的产生，以及提高对有害物质的解毒功能。

另外，明日叶中 B 族维生素及 β-胡萝卜素、钾元素、维生素 C 的含量也很高。维生素 B_1、钾元素能令三羧酸循环顺畅进行，而维生素 C 则具有强抗氧化作用，能够预防癌症。

明日叶的基本资料

基本资料

伞形科当归属 时令季节：夏季

能量（100g）···················· 33kcal

富含的营养素

β-胡萝卜素（100g）··········· 5300ug

钾元素（100g）················· 540mg

维生素 B_1（100g）··········· 0.10mg

有效抗癌的营养素

查尔酮（153 页）、三萜类化合物（155 页）、香豆素（154 页）、β-胡萝卜素（156 页）、维生素 B_1（149 页）

对抗癌症类型

皮肤癌、肺癌、大肠癌

明日叶

切开后断面流出的黄色汁液中含有强力的抗氧化成分

蔬菜·薯类·谷类 ● 菠菜／明日叶

有效抗癌的食材组合

明日叶是黄绿色蔬菜，含有能提高免疫力的维生素 A、维生素 C、维生素 E。与能调节肠道内环境、含有维生素 B_1 的食物一起食用更佳。

富含维生素 B_1 的食物

山药 96页、苹果、藻类 108页、菌类 109页、酸奶 128页

免疫力

三羧酸循环

平衡矿物质群

含维生素 C 最高的蔬菜之一

油菜花的营养非常丰富，属于十字花科植物，含有异硫氰酸酯这种具有强抗癌作用的硫化物。

β-胡萝卜素具有很强的抗氧化作用，能在人体内转化为维生素 A，预防癌症。维生素 C 能够提高免疫力，是抗压、抗疲劳物质，也能预防癌症。油菜花中的维生素 C 含量极高，在蔬菜类中属于最高级别的一类。

叶绿素抑制致癌物质

钾元素与钠元素一起保持体内的矿物质平衡，有预防癌症的作用。

丰富的食物纤维能通便，促进肠道活动，改善便秘。另外也能增加双叉乳杆菌等肠道有益菌，

有效抗癌的食材组合

油菜花是黄绿色蔬菜，富含提高免疫力的维生素 A、维生素 C。与含有能顺畅三羧酸循环的维生素 B₁ 的食物一起食用更佳。

富含维生素 B₁ 的食物

大豆 97页、糙米 98页、荞麦面 99页

对应餐单 ➤

40 页、47 页、59 页

油菜花的基本资料

基本资料

十字花科芸薹属

时令季节：冬季至次年春天

能量（100g）……………………… 33kcal

富含的营养素

β-胡萝卜素（100g）……………… 2200ug

维生素 C（100g）………………… 130mg

食物纤维（100g）………………… 4.2g

有效抗癌的营养素

异硫氰酸酯（152 页）、β-胡萝卜素（156 页）、维生素 C（25 页）、钾元素（28 页）、食物纤维（31 页）

对抗癌症类型

大肠癌

油菜花

发挥抗癌效果的硫化物

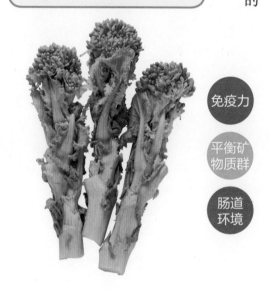

免疫力

平衡矿物质群

肠道环境

调整肠道环境，促进有害物质与粪便一起排出体外。这一系列作用能抑制大肠癌的发生。

另外，食物纤维能减缓人体吸收食物中的糖分，避免血糖急速上升，同时也能抑制胆固醇的吸收。

β-胡萝卜素的含量比胡萝卜更加丰富

王菜因富含优质的营养物质，在埃及被称为"王族之菜"，至今都是埃及料理中不可缺少的蔬菜。

王菜富含能在体内转化为维生素 A、发挥强抗氧化作用的 β-胡萝卜素，其含量比有 β-胡萝卜素宝库之称的胡萝卜更加丰富。

王菜含有较丰富的维生素 C，能提高免疫力，也含有较多维生素 B₁、维生素 B₂、维生素 B₆、烟酸、叶酸等 B 族维生素，能提高三羧酸循环的功能。另外，王菜中抑制过氧化脂质产生从而预防癌症的维生素 E、保持体内矿物质平衡的钾元素含量也较丰富。

富含增强免疫机能的矿物质

王菜还富含各种其他营养素，例如作为凝固血液的凝血因子必需的维生素 K、构成骨骼、牙齿并使神经传递顺畅的钾元素、稳定血压并控制肌肉收缩的镁元素、提高免疫机能的锌元素、激活具有抗氧化作用酵素的锰元素等。王菜富含维持基本生命活动必需的各种营养素，是一种优质蔬菜。

王菜的基本资料

基本资料

椴树科黄麻属　时令季节：夏季

能量（100g）	38kcal

富含的营养素

β-胡萝卜素（100g）	10mg
维生素 E（100g）	7mg
泛酸（100g）	1.83mg

有效抗癌的营养素

β-胡萝卜素（156 页）、维生素 C（25 页）、维生素 B₁（149 页）、维生素 E（25 页）、钾元素（28 页）

王菜

『王族之菜』营养满分、蔬菜之王

蔬菜・薯类・谷类 ● 油菜花／王菜

有效抗癌的食材组合

王菜是黄绿色蔬菜，富含能提高免疫力的维生素 A、维生素 C、维生素 E。与能调整肠道环境的食物一起食用效果更佳。

调整肠道环境的食物

山药 96 页 、苹果 100 页 、藻类 108 页 、菌类 109 页 、酸奶 128 页

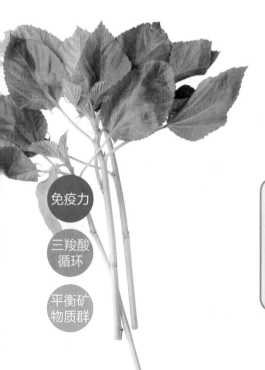

免疫力

三羧酸循环

平衡矿物质群

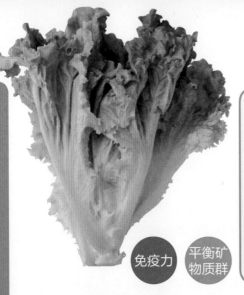

免疫力　平衡矿物质群

红叶生菜

花青素具有强抗氧化作用

红叶生菜的基本资料

基本资料

菊科莴苣属　时令季节：春季秋季

能量（100g）·················· 16kcal

富含的营养素

β－胡萝卜素（100g）··········2000ug

维生素 C（100g）··············· 17mg

钾元素（100g）················410mg

有效抗癌的营养素

花青素（152 页）、维生素 C（25 页）、维生素 E（25 页）

帮助恢复视力的花青素

虽然同为生菜，但相比结球状的球生菜，叶子呈散开状的叶生菜营养更加丰富。红叶生菜是 1965 年前后作为商品名被使用的一种叶生菜。

靠近根部的地方呈绿色，叶子尖端呈紫红色，是红叶生菜的特征，而紫红色就是由花青素产生的。

花青素是植物的叶子、花朵、果实中含有的色素成分，在浆果类中含量较多，作为有益眼部的营养素而为人熟知。

人的视网膜中有一种叫作紫红质的色素体，这种色素体能感知光线并向大脑传送信号。花青素能促进视紫红质的再合成，有助于恢复视力。

预防癌症、老化

花青素具有强力的抗氧化作用，不仅对眼睛有益，还能预防癌症、老化等各种疾病。红叶生菜中还富含具有强抗氧化作用，能预防癌症的 β－胡萝卜素、维生素 C、维生素 E 等。

红叶生菜也含有能保持体内的矿物质平衡，比如预防癌症的钾元素、坚固骨骼、牙齿的钙元素、预防缺铁性贫血的铁元素、具有止血作用的维生素 K 等营养素。

食用生菜也可以，但请积极摄取红叶生菜。

有效抗癌的食材组合

与能够调整肠道环境的食物、富含维生素 B_1 的食物一起食用效果更佳。

富含维生素 B_1 的食物

茼蒿 77页、大豆 97页、糙米 98页、荞麦面 99页

富含维生素 C

芦笋富含维生素 C，β－胡萝卜素含量较多，保持体内矿物质平衡、预防癌症的钾元素也较丰富。

黄绿色蔬菜是指每 100g 中含有胡萝卜素 600ug 以上或者是含量在 600ug 以下，日常生活中能经常食用到的蔬菜。绿芦笋虽然只含有 370ug 胡萝卜素，但仍然是黄绿色蔬菜。

β－胡萝卜素能提高免疫力，抑制癌症，预防生活习惯病，抗衰老。

天门冬氨酸能预防焦躁与失眠

芦笋独特的甜味来源于笋穗部分含有的天门冬氨酸。天门冬氨酸具有消除疲劳、提高皮肤新陈代谢的作用，能将氨元素与尿液一起排出体外，预防焦躁与失眠。

芦笋还含有抗氧化作用极强的芸香苷，能强化血管，预防高血压，达到预防癌症的效果。同时摄取维生素 C 与芸香苷能加强抗氧化作用。

芦笋包括绿色与白色两种，能预防癌症的抗氧化成分富含于绿芦笋中。

芦笋的基本资料

基本资料	
百合科天门冬属 时令季节：春季	
能量（100g）	22kcal

富含的营养素	
维生素 C（100g）	15mg
叶酸（100g）	190ug
β－胡萝卜素（100g）	370ug

有效抗癌的营养素	
维生素 C（25 页）、钾元素（28 页）、天门冬氨酸（152 页）、芸香苷（157 页）	

有效抗癌的食材组合

与富含 β－胡萝卜素的黄绿色蔬菜、含有维生素 B_1 的蔬菜一起食用效果更佳。

富含 β－胡萝卜素的食物
西蓝花 73页、小白菜 76页、茼蒿 77页、菠菜 78页、油菜花 80页

芦笋

笋穗部分的营养素能提高免疫机能，抑制癌症

蔬菜·薯类·谷类 ● 红叶生菜／芦笋

免疫力

平衡矿物质群

患癌人群体内的胡萝卜素浓度降低

调查人体血液中β-胡萝卜素的浓度，结果表明，相对于健康人群体内的71%的浓度，胃癌患者体内的β-胡萝卜素浓度已经降低至66%，并且肝癌等肝脏疾病越是恶化，血液中的β-胡萝卜素浓度越低。

在国立四国癌症中心中进行了慢性肝病患者服用β-胡萝卜素的实验，结果表明，血液中的β-胡萝卜素浓度上升，相应地作为肝癌肿瘤标志的甲胎蛋白降低至71%。

胡萝卜果汁预防癌症

胡萝卜不仅含有β-胡萝卜素，还富含具有强大抗癌作用的α-胡萝卜素。有报告指出，作为预防癌症的强大伙伴，每天饮用一杯胡萝卜果汁的人群比不饮用的人群癌症发生率低。

β-胡萝卜素或者说胡萝卜，一定能在某种程度上抑制癌症。

但是，也有实验证明吸烟人群大量补充维生素A（β-胡萝卜素）补充剂，反而使肺癌发生率变得较高。

请食用胡萝卜食材本身，而不是利用补充剂来摄取维生素A。

胡萝卜的基本资料

基本资料

伞形科胡萝卜属　时令季节：春季秋季
能量（100g）⋯⋯⋯⋯⋯⋯⋯⋯ 37kcal

富含的营养素

β-胡萝卜素（100g）⋯⋯⋯⋯⋯ 7700ug
α-胡萝卜素（100g）⋯⋯⋯⋯⋯ 2800ug

有效抗癌的营养素

β-胡萝卜素（156页）、α-胡萝卜素（152页）

对抗癌症类型

胃癌、肝癌

胡萝卜

β-胡萝卜素是防癌的强大伙伴

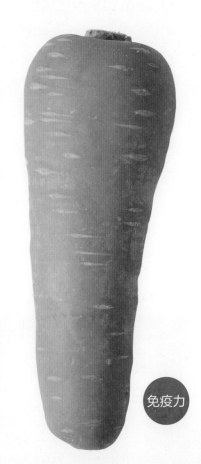

有效抗癌的食材组合

与能够调整肠道环境、含有维生素B_1的食物一起食用效果更佳。

富含维生素B_1的食物

茼蒿 77页 、大豆 97页 、糙米 98页 、荞麦面 99页

免疫力

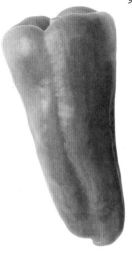
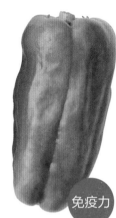

辣椒

红椒的抗癌效果显著

辣椒中含有被称为防癌王牌的 β - 胡萝卜素、维生素 C、维生素 E。而红椒（红椒粉）的抗癌效果也备受关注。

每 100g 红椒就含有 β 胡萝卜素 940ug，相比青椒的 400ug、黄椒的 160ug，其含量之多取得了压倒性的优势。另外，红椒中维生素 C 的含量也是青椒的 2 ~ 3 倍，柠檬果汁的 3 倍以上。

辣椒素能抑制癌症

红椒中含有一种叫作辣椒素的活性成分，它具有抗癌作用。京都府立医科大学生化教室尝试在小白鼠的皮肤上涂抹致癌物质、辣椒素，结果发现同时涂抹致癌物与辣椒素的小白鼠皮肤上

含有防癌王牌维生素 A·维生素 C·维生素 E

免疫力

蔬菜·薯类·谷类 ● 胡萝卜/辣椒

红椒的基本资料

基本资料

茄科辣椒属 时令季节：夏季

能量（100g）·················· 30kcal

富含的营养素

β - 胡萝卜素（100g）········ 940ug

维生素 C（100g）··········· 170mg

维生素 E（100g）·············· 4.3g

有效抗癌的营养素

辣椒素（153 页）、β - 胡萝卜素（156 页）、维生素 C（25 页）、维生素 E（25 页）

有效抗癌的食材组合

与能够调整肠道环境、含有维生素 B₁ 的食物一起食用效果更佳。

调整肠道环境的食物

山药 96 页、苹果 100 页、藻类 108 页、菌类 109 页、酸奶 128 页

的癌变倾向被强力抑制了。

辣椒独特的味道来源于一种叫作吡嗪的成分。吡嗪能抑制血液凝固，使血栓难以形成，因此能预防心肌梗死、脑梗死等疾病。

即使被加热，其维生素 C 也不会流失，这是辣椒的另一个优点。

对应餐单

41 页、49 页、51 页

降低患癌概率的番茄红素

番茄中含有番茄红素、β-胡萝卜素、叶黄素、维生素C、维生素E等多种抗氧化成分。番茄红素具有能将体内产生的自由基消灭的强大抗氧化能力，是β-胡萝卜素的2倍，维生素E的100倍。

据说经常食用番茄的人群不易患病（癌症），最近的研究也证明了这种说法。

在经常食用番茄的意大利，罹患口腔癌、食道癌、胃癌、大肠癌的人群比例最低，比其他地区低60%之多。在夏威夷，食用大量番茄罹患胃癌的概率较低。在挪威，食用大量番茄罹患肺癌的概率也较低。除此之外，哈佛大学的研究也发现，食用较多番茄的实验组与不食用番茄的对比组相比，前列腺癌的发生率也较低。

番茄果汁预防癌症

叶黄素与番茄红素一样也是类胡萝卜素的一种，与β-胡萝卜素相比，其抗氧化作用稍弱，具有β-胡萝卜素一半的抗氧化能力。

番茄红素与β-胡萝卜素并不溶于水，因而吸收率较低。与生食相比，制成果汁或者果酱更容易吸收。为了更好利用番茄的营养素，番茄果汁是一个不错的方法。

番茄的基本资料

基本资料

茄科番茄属 时令季节：夏季

能量（100g）⋯⋯⋯⋯⋯⋯⋯⋯ 19kcal

富含的营养素

β-胡萝卜素⋯⋯⋯⋯⋯⋯⋯⋯ 540ug

有效抗癌的营养素

番茄红素（157页）、β-胡萝卜素（156页）、叶黄素（157页）

对抗癌症类型

口腔癌、食道癌、胃癌、大肠癌、肺癌、前列腺癌

番茄

爱吃番茄的人不易得癌症

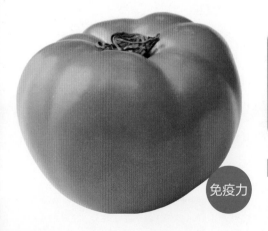

免疫力

有效抗癌的食材组合

与含有β-胡萝卜素的黄绿色蔬菜、能调整肠道环境的食物、富含维生素B₁的食物一起食用效果更佳。

富含β-胡萝卜素的食物

西蓝花 73页 、小白菜 76页 、茼蒿 77页 、菠菜 78页 、油菜花 80页

对应餐单 ➡

41 ～ 42 页、49 ～ 50 页、53 页、57 页、66 页

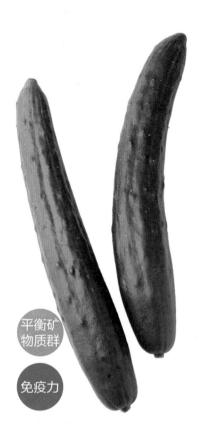

平衡矿物质群

免疫力

黄瓜

富含多样营养素 调整矿物质平衡

— 黄瓜的基本资料 —

基本资料

葫芦科黄瓜属 时令季节：夏季

能量（100g）·················· 14kcal

富含的营养素

β-胡萝卜素（100g）·········· 330ug

维生素 C（100g）·············· 14mg

钾元素（100g）··············· 200mg

有效抗癌的营养素

β-胡萝卜素（156 页）、钾元素（28 页）、维生素 B₁（149 页）、葫芦素（154 页）

胡萝卜素丰富

因为黄瓜里面 95% 以上都是水分，所以黄瓜被认为是几乎没有营养的蔬菜。但令人意外的是，除了含有强抗氧化作用的 β-胡萝卜素，黄瓜还均衡地含有各种维生素以及矿物质。

β-胡萝卜素具有强抗氧化作用，能消灭体内的自由基，预防癌症、生活习惯病、老化。

每 100g 黄瓜中就含有 330ug 的 β-胡萝卜素，虽然与黄绿色蔬菜相比含量较少，但还是有的。

除了能预防癌症、老化，黄瓜中能提高免疫力、抗压力、抗疲劳的维生素 C 含量也较多。

调整矿物质平衡

黄瓜中还含有调整矿物质平衡的钾元素，除了能预防高血压以外，还具有预防癌症的效果。

— 有效抗癌的食材组合 —

与调整肠道环境的食物、含有维生素 B₁ 的食物一起食用效果更佳。

调整肠道环境的食物

山药 96页、苹果 100页、藻类 108页、菌类 109页、酸奶 128页

另外，虽然只是微量，黄瓜中也含有能让三大营养素代谢顺畅进行的维生素 B₁、维生素 B₂、维生素 B₆、烟酸、叶酸、泛酸等 B 族维生素。

黄瓜皮中有的苦味来源于葫芦素成分，与苦瓜的苦味来源成分一样。葫芦素中也含有具有强力抗癌作用的物质。

茄子

实验证明具有抑制癌症作用

癌症抑制率高达 82.5%

日本独立行政法人食品综合研究所选择了茄子、西蓝花、小白菜、菠菜、黄瓜、青椒、牛蒡、白萝卜、番茄、洋葱、卷心菜、马铃薯、胡萝卜、苹果、八朔柑、甘夏[⑨]等日常生活中经常食用的 16 种蔬菜、水果，调查它们是否含有抑制癌症的物质。

实验结果表明，所有的蔬菜都具有抑制癌症的作用。其中，茄子的抑制率高达 82.5%。

有助于恢复视力

京都府立医科大学的西野辅翼教授研究了茄子色素的抗氧化作用。茄子鲜艳的紫色外皮来源于花青素的一种——飞燕草色素。

研究了飞燕草色素消除自由基的比率的结果表明，它能消除 97% 的超氧化物、99.5% 羟基，是一种具有强抗氧化作用的物质。并且，其具有抑制致癌物质的作用也通过小白鼠实验得到了证实。飞燕草色素还有助于视力的恢复。

另外，茄子中还均衡地含有能调整矿物质平衡的钾元素，构成骨骼、牙齿的钙元素及镁元素，预防缺铁性贫血的铁元素，提高免疫力的锌元素、铜元素、锰元素等多种矿物质。

茄子的基本资料

基本资料

茄科茄属　时令季节：夏季至秋季

能量（100g）	22kcal

富含的营养素

钾元素（100g）	220mg
食物纤维（100g）	2.2g

有效抗癌的营养素

飞燕草色素（152 页）

有效抗癌的食材组合

与含有 β-胡萝卜素的黄绿色蔬菜、调整肠道环境的食物、富含维生素 B_1 的食物一起食用效果更佳。

富含 β-胡萝卜素的食物

西蓝花 73 页、小白菜 76 页、茼蒿 77 页、菠菜 78 页、油菜花 80 页

对应餐单 ➡

65 页

⑨ 甘夏：夏橙的一种，甘甜少酸的改良品种。

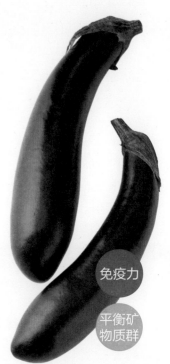

免疫力

平衡矿物质群

丰富的 β – 胡萝卜素能预防癌症

南瓜的果肉呈黄色是因为含有 β – 胡萝卜素以及叶黄素。

β – 胡萝卜素作为抗氧化成分可以预防癌症，在体内能转化为维生素 A，提高免疫力，有益于预防癌症。

每 100g 的南瓜中含有 700ug 的 β – 胡萝卜素，而每 100g 西洋南瓜中含有高达 3900ug 的 β – 胡萝卜素。

胡萝卜醇是胡萝卜素的同类，作为抗氧化物质，能抑制胆固醇氧化，坚固血管。

南瓜中维生素 C 的含量也很丰富，作为抗氧化成分能预防癌症，提高对感冒等疾病的抵抗力。每 100g 中西洋南瓜的维生素 C 含量有 43mg，而南瓜只有 16mg。

肠道环境
免疫力
三羧酸循环
平衡矿物质群

南瓜

富含多种营养素
提高免疫力

蔬菜·薯类·谷类　茄子／南瓜

西洋南瓜的基本资料

基本资料
葫芦科南瓜属 时令季节：秋季
能量（100g）·············· 91kcal

富含的营养素
β – 胡萝卜素（100g）············· 3900ug
维生素 C（100g）············· 43mg
维生素 E（100g）············· 6.3mg
食物纤维（100g）············· 3.5g

有效抗癌的营养素
β – 胡萝卜素（156 页）、胡萝卜醇（154 页）、维生素 C（25 页）

有效抗癌的食材组合

与含有维生素 B₁ 的食物一起食用效果更佳。

富含维生素 B₁ 的食物
茼蒿 77 页、大豆 97 页、糙米 98 页、荞麦面 99 页

对应餐单

65 页

含有蔬菜中少有的维生素 E

维生素 E 是脂溶性的抗氧化成分，能防止体内的细胞膜等脂质受到自由基的伤害，抑制癌症、动脉硬化、心肌梗死、脑梗死。维生素 E 常存在于动物性食物中，在蔬菜中是很少见的。

另外，南瓜中还含有蛋白质、脂质、糖质代谢必需的能顺畅三羧酸循环的维生素 B₁。同时也富含能促进钠元素排出体外，安定血压，调整体内矿物质平衡的钾元素。

激活能对抗癌细胞的自然杀伤细胞

洋葱富含的营养素中最具有特色的就是二烯丙基硫化物。

切洋葱时其独特的味道刺激眼睛流泪，就是因为蒜氨酸、大蒜素等二烯丙基硫化物。切开、磨碎洋葱时，蒜氨酸转化为大蒜素，飘散至空气中就会变成各种硫化物。

自然杀伤细胞能击退体内的癌细胞，而大蒜素能提高自然杀伤细胞的机能。另外，其与消化管中的维生素 B_1 相结合后能转化成蒜硫胺素（阿里纳明[⑩]），使身体更高效地利用具有预防癌症功能的维生素 B_1。

预防动脉硬化、脑梗死、心肌梗死

二烯丙基硫化物能使血液中

难以形成血栓，同时能促进全身的血液循环，还有稳定血压、减少低密度胆固醇、增加高密度胆固醇的作用，因此也是预防动脉硬化、脑梗死、心肌梗死的健康食材。

民间有将洋葱皮煎水饮用的土方。洋葱的黄色外皮，来源于一种叫作槲皮素的类黄酮物质，具有强力的抗氧化作用，能消除自由基。另外，通过实验也得知槲皮素能抑制致癌物质。

洋葱

富含提高免疫力的二烯丙基硫化物

洋葱的基本资料

基本资料

百合科葱属 时令季节：春季	
能量（100g）	37kcal

富含的营养素

多价不饱和脂肪酸（100g）	0.03g
n-6多价不饱和脂肪酸（100g）	0.02g
磷元素（100g）	33mg

有效抗癌的营养素

二烯丙基硫化物（157页）、槲皮素（154页）

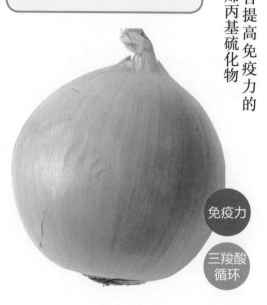

免疫力

三羧酸循环

有效抗癌的食材组合

与富含 β-胡萝卜素的黄绿色蔬菜、调整肠道环境的食物、含有维生素 B_1 的食物一起食用效果更佳。

富含 β-胡萝卜素的食物

西蓝花 73页、小白菜 76页、茼蒿 77页、菠菜 78页、油菜花 80页

对应餐单

49页、53页、61页、66页

⑩阿里纳明：新维生素 B_1，日本商标名。

能有效预防癌症的二烯丙基硫化物

葱富含的二烯丙基硫化物成分是葱香及独特风味的来源。二烯丙基硫化物的其中一种叫作蒜氨酸，与维生素结合后能生成蒜硫胺素，能使维生素 B_1 在体内得到长期利用。维生素 B_1 不足会使三羧酸循环不能顺畅进行而导致癌症。

大蒜素能激活攻击体内异物、癌细胞的自然杀伤细胞的机能，有预防癌症的效果。另外，大蒜素还能防止血液凝固，抑制血栓的形成，从而防止动脉硬化、脑梗死、心肌梗死。

具有镇痛解热作用

众所周知，葱也具有同阿司匹林一样的镇痛解热作用。患上感冒的时候，长辈告诉你的饮用用葱煮出的热水的方法也可以说是有理可依的。

葱中还富含抗氧化成分的 β－胡萝卜素与维生素 C。

葱白部分较长的大葱，葱绿部分较多的小葱，富含的营养素各有不同。小葱属于黄绿色蔬菜，大葱属于淡色蔬菜。小葱的营养更加丰富，而大葱的葱白部分含有二烯丙基硫化物。

小葱的基本资料

基本资料

百合科葱属 时令季节：冬季	
能量（100g）	27kcal

富含的营养素

β－胡萝卜素（100g）	2200ug
维生素 C（100g）	44mg
叶酸（100g）	120ug

有效抗癌的营养素

二烯丙基硫化物（157 页）、β－胡萝卜素（156 页）、维生素 C（25 页）

有效抗癌的食材组合

与调整肠道环境的食物、含有维生素 B_1 的食物一起食用效果更佳。推荐大葱与富含 β－胡萝卜素的食物一起食用。

富含维生素 B_1 的食物

茼蒿 77页、大豆 97页、糙米 98页、荞麦面 99页

对应餐单

43 页、55 页、59 页、67 页

葱

蔬菜・薯类・谷类 ●洋葱／葱

大蒜素能增强免疫力 预防癌症、感染

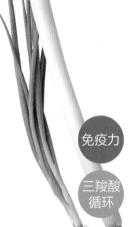

免疫力

三羧酸循环

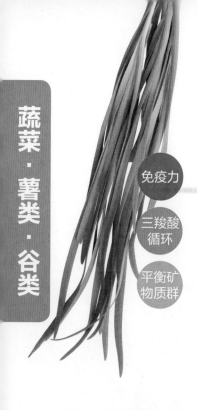

免疫力

三羧酸循环

平衡矿物质群

韭菜

能提高免疫力 预防癌症

富含胡萝卜素的黄绿色蔬菜

韭菜是黄绿色蔬菜，含有丰富的 β-胡萝卜素（每 100g 含有 3500ug）。β-胡萝卜素具有强有力的抗氧化作用，能提高免疫力，预防癌症。另外，韭菜还含有抗氧化作用较强的维生素 C。

与大蒜、葱一样，韭菜含有二烯丙基硫化物的其中一种——大蒜素，大蒜素与维生素 B_1 结合后能使身体更高效地吸收维生素 B_1，使得三羧酸循环顺畅进行。同时也能预防血栓，抑制心肌梗死、脑梗死。

维生素 E 能抑制脂肪氧化

韭菜含有维生素 E，在蔬菜中是比较少见的。维生素 E 是脂溶性的抗氧化维生素，能防止脂肪氧化，抑制过氧化脂质的产生。抑制引起癌症、老化等各种疾病的过氧化脂质的产生，就能预防这些疾病的发生。

韭菜中还含有能保持体内矿物质平衡、预防癌症的钾元素，调整肌肉、心脏机能的钙元素以及预防贫血的铁元素。

另外，除了维生素 K 之外，韭菜中还含有能促进新陈代谢、预防贫血的叶酸。

韭菜的基本资料

基本资料

百合科葱属　时令季节：冬季至次年春季
能量（100g）·····························21kcal

富含的营养素

β-胡萝卜素（100g）············3500ug
维生素 E（100g）·····················3.0mg
钾元素（100g）·························510mg

有效抗癌的营养素

二烯丙基硫化物（157 页）、β-胡萝卜素（156 页）、维生素 C（25 页）、维生素 E（25 页）

有效抗癌的食材组合

与调整肠道环境的食物、富含维生素 B_1 的食物一起食用效果更佳。

调整肠道环境的食物

山药 96页、苹果 100页、藻类 108页、菌类 109页、酸奶 128页

对应餐单 ➡

51 页

大蒜

金字塔的最顶端

位于防癌食品金字塔的最顶端

食用大蒜不易罹患癌症

美国国家癌症研究中心研究得知，大蒜位于防癌食品金字塔的最顶端。

以前就有报告指出，大蒜能够预防癌症。

美国与中国共同进行的调查得出，增加大蒜的摄取量能够减少胃癌的发生概率。意大利的调查也得出了同样的结果。

在美国艾奥瓦州，以女性为调查对象，比较了食用大蒜 1 周以上的实验组与不食用大蒜的对比组，结果表明，大肠癌的发生概率被抑制了大约一半。

大蒜的基本资料

基本资料

百合科葱属　时令季节：春季

能量（100g）····················134kcal

富含的营养素

钾元素（100g）····················530mg

n-6 多价不饱和脂肪酸（100g）······0.37g

多价不饱和脂肪酸（100g）···········0.41g

有效抗癌的营养素

二烯丙基硫化物（157 页）、硒元素（151 页）

对抗癌症类型

胃癌、大肠癌、皮肤癌

所有成分都具有抑制癌症的作用

大蒜能预防癌症的成分是其独特气味的来源——二烯丙基硫化物以及矿物质硒元素等物质。切开大蒜后产生的阿霍烯也是硫化物，具有很强的抗氧化作用，能预防癌症。长期保存大蒜，在其内部产生的大蒜素也具有抑制致癌物质的作用。

京都府立医科大学的西野辅翼教授，在小白鼠皮肤上涂抹致癌物质以及促进癌发的物质使小白鼠患上皮肤癌，再在患处涂上大蒜硫化物。实验结果表明，相比没有涂抹大蒜硫化物的对比组，实验组的皮肤癌发生率被抑制了 60% 以上。

有效抗癌的食材组合

与调整肠道环境、富含维生素 B$_1$ 的食物一起食用效果更佳。

富含维生素 B$_1$ 的食物

茼蒿 77页 、大豆 97页 、糙米 98页 、荞麦面 99页

对应餐单

45 页、53 页、63 页、65 页

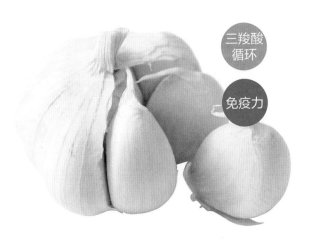

三羧酸循环

免疫力

已通过实验证明的抗癌作用

熊本大学药学部的野原稔弘教授培养了人体的肺癌、大肠癌、白血病、乳腺癌、胃癌的细胞，并分别喂饲这些细胞马铃薯类固醇生物碱糖苷、抗癌药。实验结果表明，相比抗癌药，马铃薯的类固醇生物碱糖苷具有中等强度抑制癌细胞增殖的效果。

另外，每100g马铃薯就含有35mg的维生素C。维生素C能消除自由基，具有预防癌症的作用，也具有抑制维生素E氧化的作用。

能高效摄取维生素C

维生素C不耐热，常因为烹饪而流失，但马铃薯中所含有的维生素C因为有淀粉保护，即使被加热也不会流失太多，这是马铃薯的一大优势。

马铃薯的基本资料

基本资料

茄科茄属 时令季节：春季至秋季	
能量（100g）	76kcal

富含的营养素

维生素C（100g）	35mg
钾元素（100g）	410mg

有效抗癌的营养素

类固醇生物碱糖苷（154页）、维生素C（25页）、钾元素（28页）

对抗癌症类型

肺癌、大肠癌、白血病、乳腺癌、胃癌

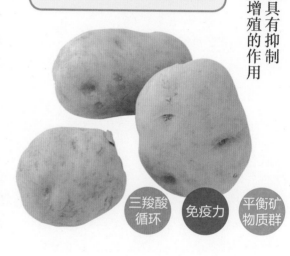

三羧酸循环　免疫力　平衡矿物质群

马铃薯

被确认具有抑制癌细胞增殖的作用

有效抗癌的食材组合

与富含β-胡萝卜素的黄绿色蔬菜、调整肠道环境的食物、富含维生素B₁的食物一起食用效果更佳。

调整肠道环境的食物

苹果 100页 、藻类 108页 、菌类 109页 、酸奶 128页

对应餐单

49页、53页

另外，马铃薯还富含能调整矿物质平衡、预防癌症的钾元素，构成骨骼、牙齿的钙元素，调整血压与肌肉的镁元素，预防贫血的铁元素，能提高免疫机能、促进细胞新陈代谢的锌元素，以及促进蛋白质、脂质、糖质顺畅代谢的B族维生素。

神经节苷脂能抑制癌症

日本尚絅大学的道冈攻教授注意到鹿儿岛县川内市附近的癌症死亡率较低，因而调查了这一现象与鹿儿岛居民食用较多的番薯之间有何关系。

教授培养了人体宫颈癌、皮肤癌细胞，对其喂饲番薯的榨汁，发现癌细胞的增殖率被抑制在 20% 以下。

通过这一研究确认了番薯榨汁里含有神经节苷脂这种能抑制癌细胞增殖的物质。

另外，喂饲小白鼠番薯渣以及致癌物质，实验结果表明，番薯渣吸收了致癌物质并将其排出了体外。

富含维生素及矿物质

番薯中富含抗氧化成分维生素 C，能消除体内的自由基，预防癌症。

番薯含有较多水溶性及不溶性食物纤维，能改善便秘，促进以大肠癌细胞为首的肠道有害物质排出体外，也能预防糖尿病、高血压、脂质异常症。

番薯中还含有能顺畅三羧酸循环的维生素 B_1、维生素 B_2、维生素 B_6、烟酸、叶酸、泛酸等 B 族维生素，有效预防癌症、老化的维生素 E，调整体内矿物质平衡的钾元素。

番薯的基本资料

基本资料

旋花科番薯属　时令季节：秋季

能量（100g）·················132kcal

富含的营养素

维生素 C（100g）················29mg

食物纤维（100g）···············2.3g

钾元素（100g）·················470mg

有效抗癌的营养素

神经节苷脂（153 页）、维生素 C（25 页）、维生素 B_1（149 页）

对抗癌症类型

宫颈癌、皮肤癌、大肠癌

番薯

癌症死亡率

常食用番薯能降低

蔬菜·薯类·谷类 ● 马铃薯／番薯

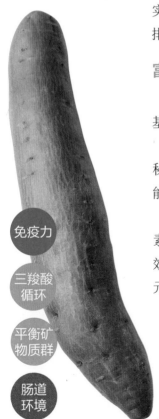

免疫力

三羧酸循环

平衡矿物质群

肠道环境

有效抗癌的食材组合

与富含 β - 胡萝卜素的黄绿色蔬菜、调整肠道环境的食物、含有维生素 B_1 的食物一起食用效果更佳。

富含 β - 胡萝卜素的食物

西蓝花 73页 、小白菜 76页 、茼蒿 77页 、菠菜 78页 、油菜花 80页

含有高于白萝卜三倍的消化酵素

山药有像棒子一样的长山药，像手掌、扇形一样的佛掌山药，弯曲细长的自然山药，拳头般的山药等多种类型。

山药的黏液来自黏蛋白这种成分，是食物纤维与蛋白质的结合体，具有保护胃黏膜、防治胃溃疡、抑制血糖上升、预防糖尿病、促进胆固醇排泄、预防脂质异常症的作用。

中医认为有黏性的食物能提高免疫力。

可以生食的特别食材

山药富含淀粉酶、氧化酶等酵素，而淀粉酶的含量是白萝卜的三倍之多。一般认为，薯类并不能生食，而山药含有丰富的消化酵素，因此可以生食。

山药的消化酵素不加热时活性更高，磨碎、切开破坏细胞壁后，其作用更强。

因此，将山药擦成山药泥食用是有理可依的食用方法。

另外，山药中还含有能改善矿物质平衡、预防癌症的钾元素，以及使三羧酸循环顺畅的维生素 B_1。

山药的基本资料

基本资料	
薯蓣科薯蓣属	时令季节：冬季
能量（100g）	65kcal

富含的营养素	
钾元素（100g）	430mg
泛酸（100g）	0.61mg

有效抗癌的营养素

黏蛋白（157 页）、钾元素（28 页）、维生素 B_1（149 页）

有效抗癌的食材组合

与富含 β - 胡萝卜素的黄绿色蔬菜、富含维生素 C 的食物、调整肠道环境的食物一起食用效果更佳。

富含维生素 C 的食物

西蓝花 73页 、小白菜 76页 、柠檬 101页 、草莓 104页

对应餐单 ▶

47 页、55 页、61 页、67 页

山药

黏滑汁液能提高免疫力

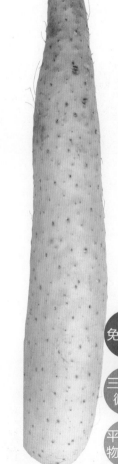

免疫力

三羧酸循环

平衡矿物质群

胚芽具有强力的抗癌作用

迄今为止已经有许多报告证明大豆具有预防癌症的效果。日本国立病院机构西别府病院的财前行宏医生确认了大豆胚芽（发芽时长成芽的部分，类似大米的胚芽）比大豆其他部分具有更强的抑制癌症作用。

使用致癌物质刺激人体细胞（淋巴细胞）后再加入大豆胚芽提取液，通过这一实验确认了几乎所有的致癌物质都能被抑制。在使用小白鼠的皮肤癌实验中，没有给予大豆胚芽提取液的小白鼠平均每只出现了 10 个肿瘤，给予了大豆胚芽提取液的小白鼠平均每只只出现了 6 个肿瘤，大约减少了一半。

另外，在抑制癌发的老鼠饲料中加入大豆胚芽的实验中，18 周后癌发老鼠的比率，酪素（牛奶中的蛋白质）组出现了 4 成，大豆蛋白质组出现了 3 成，而大豆胚芽组只出现了 1 成，确认了大豆胚芽有推迟癌发的作用。

大豆

免疫力

多数报告证明大豆具有防癌作用

大豆（煮）的基本资料

基本资料

豆科大豆属　时令季节：秋季

能量（100g）‥‥‥‥‥‥‥‥‥‥180kcal

富含的营养素

蛋白质（100g）‥‥‥‥‥‥‥‥‥‥16g

多价不饱和脂肪酸（100g）‥‥‥‥4.39g

一价不饱和脂肪酸（100g）‥‥‥‥1.73g

有效抗癌的营养素

异黄酮（152 页）、低聚糖（153 页）

对抗癌症类型

皮肤癌

蔬菜·薯类·谷类 ● 山药／大豆

有效抗癌的食材组合

与富含 β-胡萝卜素的黄绿色蔬菜、富含维生素 C 的食物、调整肠道环境的食物、富含维生素 B_1 的食物一起食用，效果更佳。

富含 β-胡萝卜素的食物

西蓝花 73 页、小白菜 76 页、菠菜 78 页、南瓜 89 页

对应餐单

43 页、46 页、61 页、66 ~ 67 页、69 页

异黄酮能发挥抗癌作用

大豆胚芽中的主要抗癌成分是异黄酮。异黄酮是植物性女性荷尔蒙的组成成分，被确认具有抗癌、抗氧化作用。大豆胚芽中还含有能预防动脉硬化的皂角苷、能调整肠道细菌的低聚糖及维生素 E。

直接购买大豆胚芽是较难的，但能从完整的大豆中摄取大豆胚芽。

大豆本身难以消化会加重肠道的负担，推荐食用豆腐、纳豆等食物。

米糠成分能增加 NK 细胞数量

米糠萃取物是糙米米糠中的半纤维素发酵而成的，能增多 NK（自然杀伤）细胞，成为防癌的补充剂。

糙米中富含能顺畅三羧酸循环的维生素 B_1，能有效预防癌症。另外还含有抗氧化成分维生素 E 以及硒元素。

特别引人注目的是米糠中含有植酸（肌醇六磷酸），它具有强抗氧化作用，长期放置也不会腐坏。推测植物的种子经过多年仍然可以发芽也是因为植酸的原因。

糙米（米饭）的基本资料

基本资料

稻科稻属　时令季节：秋季

能量（100g）·······························165kcal

富含的营养素

维生素 E（100g）··························0.6mg

维生素 B_1（100g）·······················0.16mg

食物纤维（100g）··························1.4g

有效抗癌的营养素

维生素 B_1（149 页）、植酸（155 页）

对抗癌症类型

大肠癌、乳腺癌、前列腺癌、肝癌

糙米

含有强抗氧化作用的植酸

抑制各种癌症

美国的免疫学调查表明，以植酸较多的谷类为主要饮食的人群的大肠癌发生率极低。美国马里兰大学的善苏汀教授进行了长达 6 个月给予老鼠致癌剂与植酸的实验，结果表明只给予致癌剂的对比组平均每只老鼠有 4.6 个肿瘤，给予了致癌剂与植酸的老鼠平均每只仅有 3 个肿瘤，并且肿瘤的大小只有对比组的 2/3。另外，在乳腺癌、前列腺癌、肝癌等实验中，也证明植酸具有抑制癌症发生的作用。

东京大学石川隆俊教授在小白鼠的背部涂抹致癌物质使小白鼠患上皮肤癌，实验开始 3 周后开始给予小白鼠植酸。结果表明，喂饲植酸的小白鼠相比没有喂饲植酸的小白鼠，癌症的发生率被抑制了一半。

各种研究都表明植酸能够促进血液循环，提高免疫力，具有预防癌症的作用。

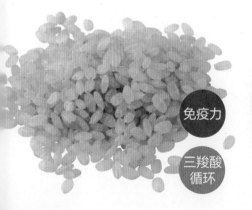

免疫力

三羧酸循环

有效抗癌的食材组合

与富含 β-胡萝卜素的黄绿色蔬菜、富含维生素 C 的食物、调整肠道环境的食物、富含维生素 B_1 的食物一起食用效果更佳。

富含 β-胡萝卜素的食物

西蓝花 73 页、小白菜 76 页、菠菜 78 页、南瓜 89 页

对应餐单 ➡

43 页、49 页、53 ~ 54 页、58 ~ 59 页、65 页、67 页

诱导癌细胞自然死亡

根据日本阿明浩化学有限公司孙步祥的研究，荞麦里含有的多酚具有强抗氧化作用，具有抑制癌症发生、恶化的作用。

研究中，喂饲小白鼠致癌物质与抑制癌发物质，并将癌发的小白鼠分成 4 组，分别在其饮用水中加入荞麦多酚成分（①）、免疫疗法制剂（②）、荞麦多酚成分与免疫疗法制剂（③）、不加任何成分（④）进行了 7 个月的喂养。

实验结果表明，④组的小白鼠无一例外癌发，而①~③组的小白鼠约有 10% ~ 30% 受到抑制。④组中 100% 癌症向肺部转移，而①~③组中被抑制了 70% 以上。

由此可推测，多酚能导致癌细胞自然死亡（细胞凋亡），能提高肝脏处理异物的机能。

含有抗氧化作用强的芸香苷

荞麦中含有一种叫作芸香苷的抗氧化成分。芸香苷具有溶于水的性质，能溶解到煮荞麦面的热水中。因此饮用面汤更能高效利用荞麦面的多酚成分。

干荞麦面（煮）的基本资料

基本资料
蓼科荞麦属 时令季节：秋季
能量（100g）⋯⋯⋯⋯⋯⋯⋯⋯114kcal

富含的营养素
食物纤维（100g）⋯⋯⋯⋯⋯⋯⋯1.5g

有效抗癌的营养素
芸香苷（157 页）

对抗癌症类型
肝癌

荞麦

能预防癌症 荞麦的多酚

蔬菜·薯类·谷类 ● 糙米／荞麦

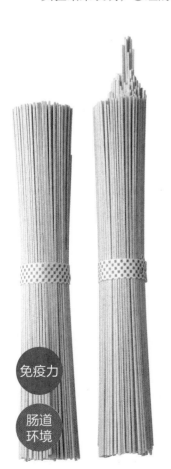

免疫力

肠道环境

有效抗癌的食材组合

与富含 β-胡萝卜素的黄绿色蔬菜、富含维生素 C 的食物、调整肠道环境的食物一起食用效果更佳。

富含维生素 C 的食物
西蓝花 73页 、小白菜 76页 、柠檬 101页 、草莓 104页

对应餐单 ➤
47 页

食物纤维抑制癌症

富山医科大学医学部的田泽贤次教授确认苹果的食物纤维被称作苹果果胶，具有抑制癌症的作用。田泽教授将 60 只小白鼠分成 3 组，A 组喂饲普通饲料，B 组在饲料中混入 10% 的苹果果胶成分，C 组在饲料中混入 20% 的苹果果胶，并同时给三组小白鼠每周一次、连续 11 周注射诱发癌症的物质，最后调查 30 周后小白鼠是否罹患癌症。

实验结果表明，A 组中所有小白鼠均罹患了大肠癌，B 组小白鼠有 70% 患癌，C 组有 45% 患癌。每只小白鼠生长出的癌细胞块，A 组平均 3.2 个，B 组平均 1.9 个，C 组平均 1.8 个。从个体肿瘤的平均体积来看，C 组是 A 组的 1/8。

由此可以得出，苹果是具有抑制癌症效果的。之后的研究表明，苹果果胶具有高效消除自由基的作用。

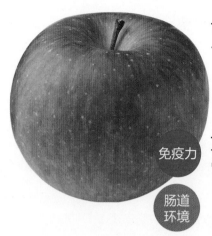

免疫力

肠道环境

苹果

能有效防癌、大获好评的优良食材

─ 苹果的基本资料 ─

基本资料

蔷薇科苹果属　时令季节：秋季至冬季

热量（100g）·····················54kcal

富含的营养素

食物纤维（100g）················1.5g

n-6 多价不饱和脂肪酸（100g）·····0.02g

多价不饱和脂肪酸（100g）·······0.02g

有效抗癌的营养素

苹果果胶（156 页）

对抗癌症类型

大肠癌

─ 有效抗癌的食材组合 ─

与富含 β - 胡萝卜素的黄绿色蔬菜、富含维生素 C 的食物、调整肠道环境的食物、富含维生素 B₁ 的食物一起食用，效果更佳。

富含 β - 胡萝卜素的的食物

西蓝花 73页 、小白菜 76页 、菠菜 78页 、南瓜 89页

对应餐单 ▶

40 ～ 41 页

能抑制癌细胞向肝脏转移

在调查癌细胞向肝脏转移的实验中，没有喂饲苹果果胶的老鼠（A 组）与喂饲了苹果果胶的老鼠（B 组）相比，A 组有 93.3% 的老鼠癌细胞向肝脏转移了，B 组只有 53.9% 转移了。由此可知，苹果果胶不仅能抑制癌发，还能抑制癌症向肝脏转移。

另外，苹果不仅富含维生素与矿物质，还含有槲皮素、花青素等多酚成分，能发挥抗氧化的作用。

提高免疫力，抗疲劳

柠檬里所包含的抗氧化成分包括维生素 C、柠檬酸、多酚类物质。维生素 C 能提高免疫力，预防癌症。柠檬酸是柠檬酸味的来源，除了具有抗氧化作用外，还能使三羧酸循环运行顺畅，从而预防癌症。

柠檬的多酚成分中备受关注的是橘皮苷，降低血管脆性，预防胆固醇、血压上升，防止过敏，抑制癌症。

柠檬（果汁）的基本资料

基本资料

芸香科柑橘属　时令季节：冬季

能量（100g）⋯⋯⋯⋯⋯⋯ 26kcal

富含的营养素

维生素 C（100g）⋯⋯⋯⋯⋯ 50mg

多价不饱和脂肪酸（100g）⋯⋯0.03g

有效抗癌的营养素

维生素 C（25 页）、柠檬酸（154 页）、橘皮苷（156 页）

柠檬

维生素 C、柠檬酸、多酚能抑制癌症

消除烧焦物带来的自由基

日本科学技术厅（现文部科学省）与山形企业振兴公社进行的研究项目证明，柠檬可以消除自由基的伤害。

自由基又叫作游离基，与老化、癌症、动脉硬化等有着密切关系。在测定煎鲑鱼表皮自由基的实验中，研究人员发现，没有烧焦的部分几乎没有自由基，但烧焦的部分却含有大量的自由基。在烧焦部分涂上柠檬汁，自由基就消失了。

煎鱼料理有时会添加柠檬片，通常被认为是为了令菜色更佳，但事实上将煎鱼与柠檬汁一起食用，就能达到消除自由基、预防癌症的作用，是非常合理的饮食搭配。

有效抗癌的食材组合

与能调整肠道环境的食物一起食用，效果更佳。

调整肠道环境的食物

山药 96页、苹果 100页、藻类 108页、菌类 109页、酸奶 128页

对应餐单

40 ～ 41 页、49 页、57 页

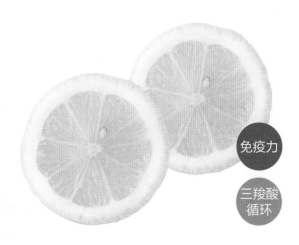

免疫力

三羧酸循环

柑橘能抑制癌症

日本农林水产省、京都府立医科大学、京都大学、近畿大学的共同研究组研究了柑橘类的哪种成分能预防癌症。结果表明，柑橘与橙子中含有的橙色色素β-隐黄素具有高效的抑制癌症的作用。

研究组首先向细胞喂饲致癌物质，然后进一步研究抑制癌发物质能将细胞癌变抑制到什么程度。β-隐黄素表现出了比其他的类胡萝卜素更惊人的抗癌效果，其抑制效果是β-胡萝卜素的5倍。

━柑橘的基本资料━

基本资料

芸香科柑橘属　时令季节：冬季

能量（100g）·············· 46kcal

富含的营养素

β-胡萝卜素（100g）·········· 180ug

维生素 C（100g）············ 32mg

β-隐黄素（100g）············ 1700ug

有效抗癌的营养素

β-隐黄素（156页）

对抗癌症类型

皮肤癌、大肠癌、肺癌

柑橘

含有强于β-胡萝卜素5倍抗癌效果的β-隐黄素

1天1～2个柑橘

在小白鼠实验中，研究人员在30只小白鼠背上涂抹致癌物质并分成两组，一组在涂抹致癌物的地方连续14周，每周2次涂抹β-隐黄素。涂抹了β-隐黄素的实验组的癌发率是没有涂抹β-隐黄素对比组的1/3。

后续研究表明，除了皮肤癌外，β-隐黄素对大肠癌、肺癌也有预防效果。

β-隐黄素非常容易被身体吸收，只需每日食用1～2个柑橘，就能使其在血液中的浓度提高。

另外，在时令季节食用大量的柑橘，在皮肤里储存β-隐黄素，那么在不怎么食用柑橘的夏季也能保持血液中β-隐黄素的含量。

━有效抗癌的食材组合━

与富含β-胡萝卜素的黄绿色蔬菜、调整肠道环境的食物、富含维生素 B_1 的食物一起食用效果更佳。

调整肠道环境的食物

南瓜 89页、山药 96页、藻类 108页、菌类 109页、酸奶 128页

对应餐单 ➡

41页、47页

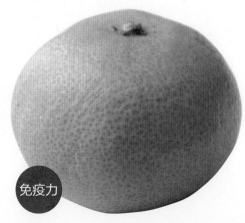

免疫力

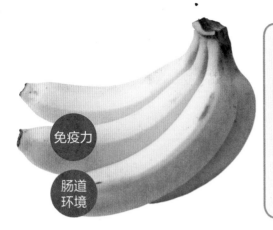

免疫力

肠道环境

香蕉

强化免疫力 预防癌症

香蕉的基本资料

基本资料

芭蕉科芭蕉属 时令季节：无特定季节

能量（100g）············· 86kcal

富含的营养素

食物纤维（100g）·············· 1.1g

β－胡萝卜素（100g）·············· 42ug

维生素 B$_6$（100g）·············· 0.38mg

有效抗癌的营养素

虽然具有提高免疫力的作用，但并不明确是何种具体成分的作用。

激活免疫细胞

通过帝京大学药学部的山崎正利教授的研究可以得知，香蕉具有提高免疫力、预防癌症的作用。

给小白鼠喂饲死去的溶血性链球菌，为了攻击异物的入侵，白血球的巨噬细胞活性得到了提高。而判断这一现象的指标是 TNF（肿瘤坏死因子）。

给小白鼠注射香蕉磨碎后的澄清液发现 TNF 有所增多。同时给白血球中的好中球（攻击异物的免疫细胞）进行同样的实验，喂饲了生理盐水的小白鼠体内好中球的集中作用在 3%，而喂饲了香蕉等水果的小白鼠体内集中作用在 20% ~ 49%。

另外，喂饲移植了癌细胞的小白鼠混合干燥香蕉的饲料后，与没有食用干燥香蕉的小白鼠相比，肿瘤的重量减少了 15%。

越是成熟的香蕉效果越好

香蕉里含有钾元素、钙元素、镁元素、胡萝卜素、维生素 B$_1$、维生素 C、食物纤维等有益物质。它虽然能提高免疫力，预防癌症，但是并不知道具体是哪种成分的作用。

出现黑点（糖点）的香蕉更加成熟，越是成熟的香蕉越是能激活好中球的活性。

有效抗癌的食材组合

与富含 β－胡萝卜素的黄绿色蔬菜、富含维生素 C 的食物、富含维生素 B$_1$ 的食物一起食用效果更佳。

富含 β－胡萝卜素的食物

西蓝花 73页 、小白菜 76页 、茼蒿 77页 、菠菜 78页 、南瓜 89页

对应餐单

41 页、47 页

不仅能预防癌症，还能预防老化、疾病

草莓、葡萄、蓝莓等浆果类水果是癌症预防效果极佳的食物。

浆果类的代表性水果草莓富含强抗氧化成分维生素C，能够提高免疫力，预防癌症及老化。另外，还含有使三羧酸循环顺畅不可缺少的维生素 B_1 以及调整矿物质平衡的钾元素。

草莓还含有果胶这种食物纤维，能够增加肠道有益菌，预防大肠癌。稍后会详述的浆果类实验中也确认了草莓具有抗氧化作用以及预防癌症的作用。

紫皮葡萄的果皮中含有多酚成分之一的花青素，能消除自由基，扩张血管，促进血液循环。

喜爱食用高脂肪食物的法国人却很少患心肌梗死，就是因为法国人经常饮用富含花青素的红酒。

多酚类物质丰富的浆果类

浆果类富含抗氧化作用极强的多酚类物质。葡萄中含有预防高血压的槲皮素以及预防癌症效果极好的白藜芦醇。

美国伊利诺伊大学研究小组的报告表明，葡萄中的白藜芦醇具有抑制癌症的作用。

葡萄中的多酚成分，还有利于预防脑血管障碍。因老化而无

浆果类的基本资料

基本资料

草莓：蔷薇科草莓属	时令季节：春季
蓝莓：杜鹃花科越橘属	时令季节：夏季
葡萄：葡萄科葡萄属	时令季节：秋季

能量（100g）

草莓	34kcal
蓝莓	49kcal
葡萄	59kcal

富含的营养素

草莓

维生素 C（100g）	62mg

蓝莓

锰元素（100g）	0.26mg
β-胡萝卜素（100g）	55ug
食物纤维（100g）	3.3g

有效抗癌的营养素

维生素C（25页）、果胶（156页）、花青素（152页）、白藜芦醇（157页）

对抗癌症类型

大肠癌、白血病

浆果类 富含强力的抗氧化成分

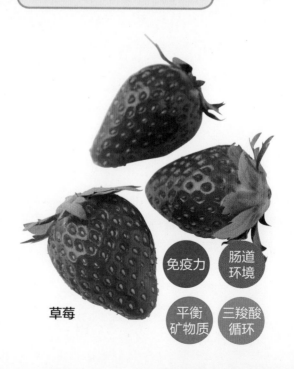

草莓

免疫力　肠道环境　平衡矿物质　三羧酸循环

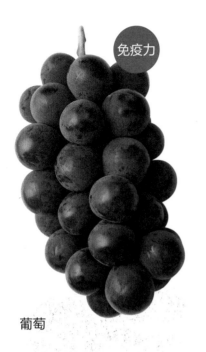

免疫力

葡萄

法避免的认知障碍大多是因为脑神经细胞被自由基氧化或者血液循环不畅引起的脑血管障碍。葡萄中的多酚成分具有抗氧化、抗血栓、促进血液循环的作用，能预防脑血管系统认知障碍的发生。

另外，葡萄中的多酚成分还能抑制由过敏引起的鼻炎、皮肤炎、哮喘等疾病。

蓝莓富含上述的花青素成分。蓝莓的抗氧化作用非常高，在美国备受注目。它还能预防癌症、心脏病。

具有消除自由基与抑制癌症的作用

日本独立行政法人食品综合研究所的小堀真珠子测定了草莓、蓝莓等 10 种浆果类蔬果的多酚含量与消除自由基的作用。

结果表明，与花青素的含量无关，多酚含量越高的水果消除自由基的效果就越好。并确认蓝莓、草莓都富含多酚类物质。

向白血病细胞、大肠癌细胞中添加各种浆果类成分，结果表明所有的浆果类水果都具有抑制细胞增殖的作用。

有效抗癌的食材组合

与富含 β - 胡萝卜素的黄绿色蔬菜、能调整矿物质平衡的食物、富含维生素 B_1 的食物一起食用效果更佳。

富含 β - 胡萝卜素的食物

西蓝花 73页、小白菜 76页、菠菜 78页、南瓜 89页

对应餐单

41 页、58 页、67 页

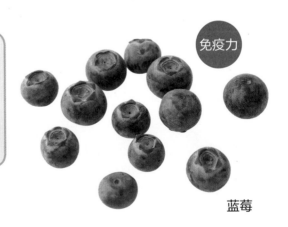

免疫力

蓝莓

抗氧化作用最强的水果

梅脯是李子的一种。新鲜状态时的营养素与标准的水果相同，制成干果或糊状食品后成为抗氧化成分的宝库。

梅脯的浓艳红色是具有强抗氧化作用的花青素，众多研究已经证明，花青素具有消除自由基、预防癌症的作用。

美国农业部塔夫斯老化研究所的研究证明，众多蔬菜、水果、豆类中，梅脯的抗氧化作用是最强的。

除了花青素外，还含有绿原酸等抗氧化成分。

提高免疫力，改善便秘

梅脯除了含有维生素 C 和维生素 E，还有能使三羧酸循环顺畅的维生素 B_1，能预防癌症。

除此之外，梅脯还含有能调整体内矿物质平衡的钾元素、构成骨骼与牙齿的钙元素、控制心脏与肌肉的镁元素、预防贫血的铁元素、提高免疫力的锌元素、使神经传递顺畅与加快代谢的锰元素等丰富的矿物质。

梅脯中还含有一种叫作山梨糖醇的糖类物质，能调整肠道，有通便的作用。

梅脯的基本资料

基本资料

蔷薇科樱属　时令季节：夏季

能量（100g）·················· 49kcal

富含的营养素

β－胡萝卜素（100g）··········· 450ug

β－隐黄素（100g）·············· 54ug

钾元素（100g）················ 220mg

有效抗癌的营养素

花青素（152 页）、绿原酸（154 页）、β－胡萝卜素（156 页）、维生素 C（25 页）

梅
脯

具有强抗氧化作用的奇果

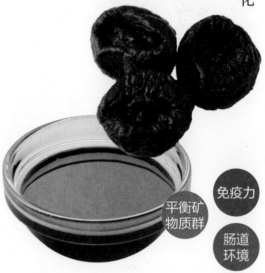

平衡矿物质群

免疫力

肠道环境

有效抗癌的食材组合

与富含 β－胡萝卜素的黄绿色蔬菜、富含维生素 C 的食物、富含维生素 B_1 的食物一起食用，效果更佳。

富含 β－胡萝卜素的食物

西蓝花 73页、小白菜 76页、菠菜 78页、南瓜 89页

对应餐单

42 页

能强力预防癌症的硫化物

人体内与生俱来就存在能消除致癌物毒素的酵素。因此，如果我们能提高这种酵素的活性，不就能有效预防癌症了吗？

名古屋大学研究生院生命农学研究科的中村宜都助教所在的研究小组使用 17 种水果的提取物培养了小白鼠肝细胞，并对这 17 种提取物活化解毒酵素的效果进行了研究。研究结果表明，17 种水果中番木瓜具有最强的活化酵素能力。

研究组将番木瓜的成分一一化验得出的结果表明，番木瓜中含有一种叫作异硫氰酸脂的物质，这种物质能提高解毒酵素的活性。异硫氰酸酯是一种大量存在于十字花科蔬菜中的硫化物，迄今为止的研究表明，它能预防香烟等烟雾中致癌物引起的肺癌、肝癌、胃癌、肠癌。

富含 β - 胡萝卜素与番茄红素

另外，番木瓜中还富含具有强抗氧化作用的 β - 胡萝卜素、使三羧酸循环顺畅的维生素 B_1、提高免疫力的维生素 C 以及能平衡体内矿物质的钾等多种有益物质。

黄色的番木瓜中含有较多的胡萝卜素，橙色的番木瓜中含有较多的番茄红素。番茄红素是番茄中富含的强抗氧化成分，不仅能有效预防包括癌症在内的多种疾病，还能减缓衰老。

番木瓜

活化能解除致癌物毒素的酵素从而抑制癌症的发生

水果 ● 梅脯／番木瓜

番木瓜的基本资料

基本资料

番木瓜科番木瓜属　时令季节：夏季

能量（100g） ·················· 38kcal

富含的营养素

β - 胡萝卜素（100g） ·············· 67ug

β - 隐黄素（100g） ·············· 820ug

维生素 C（100g） ·············· 50 mg

有效抗癌的营养素

异硫氰酸脂（152 页）、番茄红素（157 页）

对抗癌症类型

肺癌、肝癌、胃癌、大肠癌

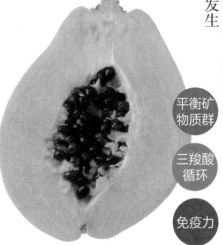

平衡矿物质群

三羧酸循环

免疫力

有效抗癌的食材组合

与富含 β 胡萝卜素的黄绿色蔬菜、维持矿物质平衡的食物、调整肠道环境的食物、富含维生素 B_1 的食物一起食用，效果更佳。

调整肠道环境的食物

山药 96页 、苹果 100页 、藻类 108页 、菌类 109页 、酸奶 128页

抑制皮肤癌、十二指肠癌

藻类中最令人瞩目的营养素是盐藻黄质。

盐藻黄质是藻类呈现黑色的原因。

日本京都府立医科大学的西野辅翼教授通过小白鼠实验确认了盐藻黄质有强力抑制癌症的作用。教授将 30 只背部发生皮肤癌的小白鼠分成两组，给其中一组小白鼠的背部涂抹促进肿瘤增殖的物质以及溶入了盐藻黄质的丙酮（A 组），给另一组只涂抹丙酮（B 组）。20 周后，B 组的 15 只小白鼠中有 8 只小白鼠发生癌变，平均每只发生了 2.2 个肿瘤，A 组中的小白鼠完全没有癌发现象。

其他十二指肠癌、人体神经细胞肿瘤的实验也证明，盐藻黄质能抑制癌症的发生以及神经芽细胞肿瘤的增殖。

黏液成分能诱导癌细胞自然死亡

褐藻糖胶是藻类表面存在的黏液成分，有激活 NK 细胞的作用，能提高人体免疫力。迄今为止的实验证明，褐藻糖胶有诱导癌细胞自然死亡的作用。

除此之外，藻类中还富含 β－胡萝卜素、维生素 C、维生素 E 等有益于预防癌症的抗氧化成分。

藻类

色素成分与黏液成分能抑制癌症

藻类的基本资料

基本资料

海带：海带科海带属 时令季节：夏季

裙带菜：菜翅藻科裙带菜属

海藻：马尾藻科松藻属

能量（100g）

海带（风干）⋯⋯⋯⋯⋯ 145kcal

裙带菜（风干）⋯⋯⋯⋯ 117kcal

海藻（腌藏）⋯⋯⋯⋯⋯⋯ 4kcal

富含的营养素

钾元素（海带/100g）⋯⋯⋯6100mg

钙元素（裙带菜/100g）⋯⋯⋯780mg

β－胡萝卜素（裙带菜/100g）

⋯⋯⋯⋯⋯⋯⋯⋯⋯⋯⋯⋯ 7700ug

有效抗癌的营养素

盐藻黄质（155 页）、褐藻糖胶（155 页）、β－胡萝卜素（156 页）

对抗癌症类型

皮肤癌、十二指肠癌、神经芽细胞瘤

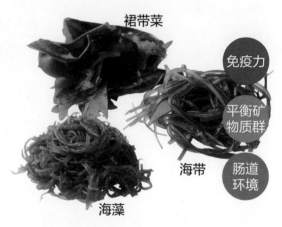

裙带菜

免疫力

平衡矿物质群

海带

肠道环境

海藻

有效抗癌的食材组合

与富含 β－胡萝卜素的黄绿色蔬菜、富含维生素 C 的食物、富含维生素 B_1 的食物一起食用，效果更佳。

富含 β－胡萝卜素的食物

西蓝花 73页 、小白菜 76页 、柠檬 101页 、草莓 104页

对应餐单

57 页、59 页、61 页、67 页

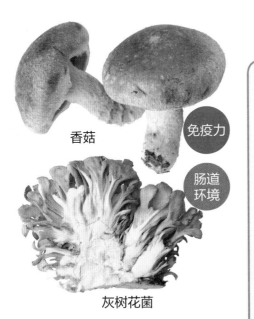

香菇

免疫力

肠道环境

灰树花菌

菌类

令人欢欣雀跃的防癌效果

藻类・菌类 ● 藻类／菌类

菌类的基本资料

基本资料

灰树花菌：多孔菌科树花属

真姬菇：口蘑科玉蕈属

香菇：光茸菌科香菇属 时令季节：秋季

能量（100g）

灰树花菌·····················16kcal

真姬菇·······················18kcal

香菇·························18kcal

富含的营养素

维生素 C（香菇 /100g）··········· 10mg

食物纤维（真姬菇 /100g）········· 3.7g

有效抗癌的营养素

舞茸 D-fraction（灰树花菌 /153 页）

蘑菇多糖（香菇 /157 页）

对抗癌症类型

肺癌、乳腺癌、肝癌

具有比抗癌剂更强的效果

有许多组织都在进行着关于菌类抗癌效果的研究。神户药科大学的难波宏彰教授发现灰树花菌中含有具强抗癌作用的舞茸 D-fraction 这种物质。在小白鼠实验中，教授确认舞茸 D-fraction 具有比抗癌剂更强的抑制效果，与抗癌剂同时使用能取得更好的抗癌效果。在人体试验中，也确认了它具有能够抑制癌症转移，缩小肺癌、乳腺癌、肝癌肿瘤的作用。

另外，日本综合医学研究会的池川哲郎常任理事通过动物实验证明了真姬菇与松蕈也具有预防癌症的作用。真姬菇中含有能增强免疫力、具有抗氧化作用的物质。食用松蕈、金针菇、真姬菇还具有改善血流循环的作用。

只是食用就能防癌？！

香菇中含有的蘑菇多糖成分被实际应用于癌症治疗药物中。群马大学医学部的仓茂达德教授使用小白鼠做实验，结果表明仅直接食用香菇就能提高免疫力，预防癌症。

近畿大学应用生命化学科的河村幸雄教授研究得出松蕈中含有的 MAP（松蕈抗肿瘤蛋白质）具有选择癌细胞进行攻击的特性。

有效抗癌的食材组合

与富含 β - 胡萝卜素、富含维生素 C、富含维生素 B_1 的食物一起食用，效果更佳。

富含 β - 胡萝卜素的食物

西蓝花73页、小白菜76页、菠菜78页、南瓜89页

对应餐单 ➡

49 页、51 页、57 页、63 页、69 页

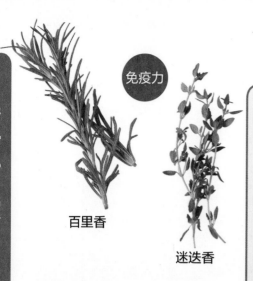

免疫力

百里香

迷迭香

香
草

料理点缀是强力的
防癌食品

香草的基本资料

基本资料
紫苏：唇形科紫苏属
罗勒：唇形科罗勒属
时令季节：夏季
能量（100g）
紫苏·················· 37kcal
罗勒·················· 24kcal

富含的营养素
β–胡萝卜素（紫苏/100g）···· 11000ug
β–胡萝卜素（罗勒/100g）····· 6300ug
维生素K（罗勒/100g）········· 440ug

有效抗癌的营养素
β–胡萝卜素（156页）、萜烯类物质
（155页）、齐墩果酸（153页）

对抗癌症类型
皮肤癌

唇形科香草具有特别强力的抗癌效果

美国国家癌症研究中心发表的"防癌食品金字塔"中列出了大约40种具有防癌作用的食材。其中罗勒、牛至、迷迭香、鼠尾草、薄荷等香草类食材也在其列。

作为料理点缀、用来增加香味的香草类食材，实际上其香味成分具有消除自由基、预防癌症的效果。

其中唇形科的香草抗癌效果特别强，上述的6种香草均是唇形科的代表植物。日本的香辛料（香草）紫苏也属于唇形科的一种，荷兰芹也属于香草。

经过实验，得到以下结果：

给予感染了能引起淋巴组织癌变的EB病毒的B淋巴细胞香草的提取液，对比没有给予提取液的对比组后发现病毒的活性降低。这种抑制癌症的作用来自于香草中所含有的香味成分（萜烯），萜烯具有阻碍环氧化酶-2（COX-2）产生的作用。COX-2会促进身体发炎，是产生癌症的原因之一。萜烯能抑制COX-2，不就能预防癌症了吗？

京都府立医科大学的西野辅翼教授通过实验证明，紫苏里含有的萜烯类物质、齐墩果酸，涂抹在小白鼠的皮肤上，能抑制肿瘤的发生，从而减少生成肿瘤的数量。

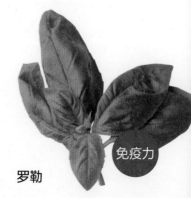

免疫力

罗勒

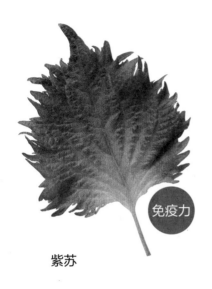

免疫力

紫苏

"医学之父"希波克拉底也曾使用

美国国家癌症研究中心研究发现，唇形科之外的香草也具有强抗氧化作用以及预防癌症的效果。

水田芥中含有抗氧化成分 β – 胡萝卜素、维生素 C 以及其辛味来源的黑介子硫苷酸钾成分。黑介子硫苷酸钾进入人体后会转化成异硫氰酸丙烯酯，从而提高免疫力，预防癌症。

茵陈草是艾蒿的同类，据说"医学之父"希波克拉底曾经在被蛇与狂犬咬伤的伤口上使用它。

欧洲防风草含有抗氧化成分 β – 胡萝卜素、维生素 C，能预防癌症、生活习惯病及老化。

香菜在泰国叫作 pakutii，在欧美叫作 coriander，富含 β – 胡萝卜素以及维生素 C，具有强大的解毒作用，能够防止体内沉积有害物质，预防癌症。

姜黄是咖喱中的食用香辛料，黄色色素成分叫作姜黄素（详情见第 115 页）。

作为中药材使用

甘草在日本属于香草，但在中国自古以来就作为中药药材使用，具有解毒、镇痛、镇咳、祛痰、缓解胃十二指肠溃疡以及减轻喉咙痛、腹痛、痢疾等作用。

甘草中含有甘草素、皂苷、雌激素类物质、香豆素、类黄酮、胆碱、天门冬氨酸等多种有益成分，能有效预防癌症。

香辛料·饮品 ● 香草

有效抗癌的食材组合

与富含维生素 C 的食物、调整肠道环境的食物、富含维生素 B₁ 的食物一起食用效果更佳。

调整肠道环境的食物

山药 96页 、苹果 100页 、藻类 108页 、菌类 109页 、酸奶 128页

对应餐单 ➡

46 页、53 ～ 54 页、57 页、63 页、65 页

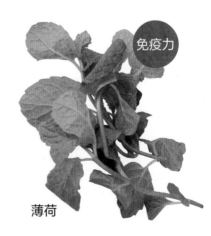

免疫力

薄荷

具有抗炎作用，能抑制癌症

生姜自古以来就是作为中药材使用、药效很高的香辛料。

值得注目的是，姜辣素与生姜油这两种作为辛辣味来源的有益成分具有强抗氧化作用，可抑制致癌物质。

人体中 COX-2 这种物质会产生前列腺素 E_2，能促进炎症及癌症的发生，而姜辣素与生姜油能抑制前列腺素 E_2 的产生，具有强力的抗炎症作用。那么这不也对预防癌症有效吗？

这种抗炎作用，还具有改善关节炎、风湿病的效果。

预防血栓和高血压

生姜油与姜辣素也具有扩张血管、改善血流状况的作用，因此，生姜可以改善畏寒、头痛、浮肿、尿频、肩颈酸痛、腰痛等不良症状。同时，生姜也可以消除积食、胸闷，促进脂肪分解，降低血液中的胆固醇，预防血栓、改善血流，从而达到预防高血压的效果。

因为能够温暖身体，提高新陈代谢，每日摄取生姜能达到减肥的效果。另外，生姜也能抑制生鱼细菌增多，杀死异尖线虫。

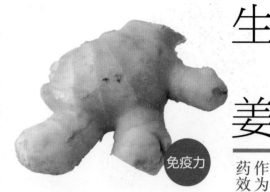

生姜

作为中药材使用，药效很高的香辛料

免疫力

生姜的基本资料

基本资料	
姜科姜属 时令季节：秋季	
能量（100g）···········30kcal	
富含的营养素	
钾元素（100g）···········270mg	
锰元素（100g）···········5.01mg	
镁元素（100g）···········27mg	
有效抗癌的营养素	
姜辣素（154页）、生姜油（154页）	

有效抗癌的食材组合

与富含 β - 胡萝卜素、维生素 C 的食物，调整肠道环境的食物，富含维生素 B_1 的食物一起食用，效果更佳。

富含 β - 胡萝卜素的食物

西蓝花 73页 、小白菜 76页 、菠菜 78页 、南瓜 89页

对应餐单 ➡

43 页、45 页、57 页、59 页、61 页

能抑制细胞癌化的芝麻酚

芝麻中有一种叫作芝麻酚的强力抗氧化成分。

大泽俊彦是名古屋大学研究生院生命农学研究科的教授，他通过老鼠实验确认了芝麻酚具有抗氧化能力。遗传因子被自由基伤害后会产生一种叫作 8- 羟基脱氧鸟苷的物质，通过尿液排出体外。喂饲老鼠致癌物质后，8- 羟基脱氧鸟苷的排泄量增加，而同时也喂饲了芝麻酚的老鼠，尿液中的 8- 羟基脱氧鸟苷被抑制了，证明芝麻酚能够抑制细胞癌化。

但是芝麻中本身并不含有芝麻酚，芝麻酚是在制作芝麻油的过程中产生的。芝麻中所含有的芝麻酚糖苷虽然不具有抗氧化作用，但被消化吸收后，在肠道细菌的作用下能转化成为芝麻酚，发挥抗氧化作用。通过兔子实验也证明了芝麻酚糖苷能抑制胆固醇沉淀，预防动脉硬化。

含有丰富的抗氧化成分

芝麻中含有芝麻素这种抗氧化成分。通过实验可以得知芝麻素在肝脏具有抗氧化作用。此外，芝麻还富含具有抗氧化作用的维生素 E，具有强力的抗氧化作用的硒元素。

芝麻脂肪含量的 40% 是能预防大肠癌的油酸。

碎芝麻的基本资料

基本资料

胡麻科胡麻属	时令季节: 无特别时令季节
能量（100g）	599kcal

富含的营养素

维生素 E（100g）	24.1mg
食物纤维（100g）	12.6g
烟酸（100g）	5.3mg

有效抗癌的营养素

芝麻酚（155 页）、芝麻素（155 页）、维生素 E（25 页）、硒元素（151 页）、油酸（135 页）

对抗癌症类型

大肠癌

芝麻

能阻止细胞癌变

强抗氧化作用

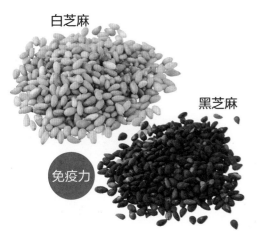

白芝麻

黑芝麻

免疫力

有效抗癌的食材组合

与富含 β- 胡萝卜素的黄绿色蔬菜、富含维生素 C 的食物、调整肠道环境的食物、富含维生素 B_1 的食物一起食用，效果更佳。

调整肠道环境的食物

山药 96 页、苹果 100 页、藻类 108 页、菌类 109 页、酸奶 128 页

对应餐单

43 页、51 页、54 ~ 55 页、57 页、59 页、62 页、69 页

降低染色体异常的概率

焦糊的鱼、肉中含有的色氨酸燃烧分解物质能促进癌症的发生。山葵会弱化这种致癌作用的效果。

山葵中含有一种叫作过氧化物酶（POD）的酵素，能分解体内的色氨酸，燃烧分解物质，降低它的活性。

细胞分裂时，致癌物质发生作用就会使染色体产生异常，但已经证实山葵具有抑制这种异常的效果。小白鼠实验中，使用能引起癌变的伽马射线照射小白鼠使其染色体发生异常后，再喂饲山葵提取物，结果染色体发生异常的概率被大幅度降低了。

抑制致癌细菌的增殖

胃十二指溃疡、胃癌的发生都与幽门螺杆菌这种胃部细菌有关系。山葵能够抑制幽门螺杆菌的增殖，起到预防癌症的作用。因为具有强抗氧化作用，所以在食品中使用时请保持其新鲜度。

另外，山葵还具有消除造成癌症、老化等各种疾病的自由基的作用，食用山葵有助于预防体内的脂肪氧化。

山葵的基本资料

基本资料

十字花科山葵属　时令季节：晚秋至冬季

能量 ·······················（100g）

富含的营养素

钾元素（100g）··················500mg

钙元素（100g）··················100mg

磷元素（100g）···················79mg

有效抗癌的营养素

过氧化物酶（156 页）

对抗癌症类型

胃癌

山葵

多种药效的日本传统佐料

预防癌症及老化

有效抗癌的食材组合

与富含 β-胡萝卜素的食物、富含维生素 C 的食物、调整肠道环境的食物、富含维生素 B_1 的食物一起食用，效果更佳。

富含 β-胡萝卜素的食物

西蓝花 73页 、小白菜 76页 、菠菜 78页 、南瓜 89页

对应餐单

67 页

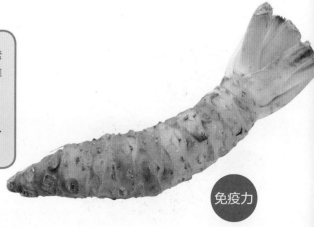

免疫力

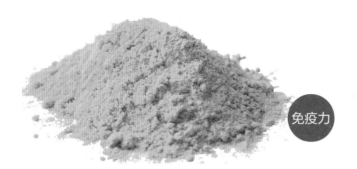

免疫力

姜黄

不仅能抑制癌发，还能预防肝脏机能受损及糖尿病

姜黄素能抑制癌症

由姜黄制成的香辣调味料含有一种叫作姜黄素的黄色色素成分。

美国新泽西州州立罗格斯大学研究所的科尼所长所在的团队，在小白鼠的皮肤上涂抹不至于引起癌变的致癌物质，再将小白鼠暴露在紫外线下，并涂抹促进癌发的物质以及姜黄素，进而调查姜黄素能多大程度抑制皮肤癌的发生。

结果得知，姜黄素具有较强的抗癌作用。

也有报告证明照射过伽马射线的老鼠乳腺上的癌发被姜黄素抑制住了。

在肠道内产生强力的抗氧化作用

名古屋大学的大泽俊彦教授吞服姜黄素，确认姜黄素在肠道内转化成为四氢姜黄素这种抗氧化物质。四氢姜黄素能凭借抗氧化性能来抑制癌症的发生。

通过小白鼠实验调查姜黄对大肠癌、肾癌的抑制效果表明，相比姜黄素，四氢姜黄素具有更强的抑制作用。

自古姜黄就能强健肝脏，在民间疗法中被广泛使用。姜黄能促进胆汁分泌，很可能具备预防、改善肝脏损害的作用。

有效抗癌的食材组合

与富含 β－胡萝卜素的黄绿色蔬菜、富含维生素 C 的食物、调整肠道环境的食物、富含维生素 B_1 的食物一起食用效果更佳。

富含 β－胡萝卜素的食物

西蓝花 73页 、小白菜 76页 、柠檬 101页 、草莓 104页

对应餐单

53 页

儿茶素能抑制癌症

绿茶中包含的儿茶素具有多种功效，有许多研究证明特别是在预防癌症方面有不错的效果。

绿茶中的儿茶素共包含4种，其中最具抗癌效果的是表没食子儿茶素没食子酸酯。

三井农林股份公司食品研究所所长原征彦不断研究绿茶，并通过小白鼠实验证明，绿茶的儿茶素对食道癌、十二指肠癌、胃癌、乳腺癌、大肠癌、肝癌、肺癌、小肠癌、皮肤癌均有抑制作用。

绿茶的儿茶素具有消灭致癌物质、预防致癌物质引起的细胞突变、让突变细胞恢复正常、抑制细胞的癌化等多种抗癌作用。

绿茶的基本资料

基本资料

茶木山茶科山茶属 时令季节：春季至夏季

能量（100g）

茶叶	331kcal
浸出液	2kcal

富含的营养素

β－胡萝卜素（茶叶/100g）	1300ug
叶酸（茶叶/100g）	1300ug
维生素E（茶叶/100g）	78.6mg

有效抗癌的营养素

表没食子儿茶素没食子酸酯（153页）

对抗癌症类型

食道癌、十二指肠癌、胃癌、乳腺癌、大肠癌、肝癌、肺癌、小肠癌、皮肤癌

绿茶 绿茶中的儿茶素具有防癌作用

具有消灭幽门螺杆菌的效果

备受关注的是绿茶对幽门螺杆菌的作用。通过动物及人体的临床试验已经证明，儿茶素能抑制造成胃炎、胃溃疡、胃癌的幽门螺杆菌。

34位幽门螺杆菌感染者每日服食700mg儿茶素后1个月，几乎所有患者的幽门螺杆菌活性都降低了，试验结束后1个月，其中6人的幽门螺杆菌完全消失了。

另外，儿茶素还具有降低血液中的胆固醇、调整肠道环境的作用。

有效抗癌的食材组合

与富含β－胡萝卜素的黄绿色蔬菜、富含维生素C的食物、调整肠道环境的食物一起食用，效果更佳。

富含维生素C的食物

西蓝花73页、小白菜76页、柠檬101页、草莓104页

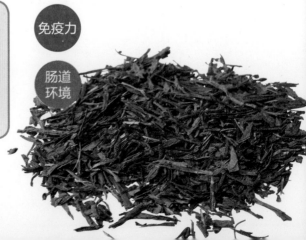

免疫力

肠道环境

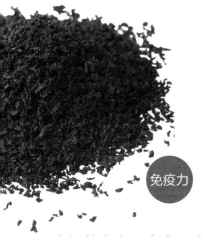

免疫力

红茶

儿茶素与水溶性成分可抑制癌症

红茶的基本资料

基本资料

山茶科山茶属 时令季节：无特定季节

能量（100g）

茶叶	331kcal
浸出液	1kcal

富含的营养素

维生素 K（茶叶 /100g）	1500ug
钙元素（茶叶 /100g）	470mg
铁元素（茶叶 /100g）	17mg

有效抗癌的营养素

茶黄素（155 页）、茶玉红精（155 页）

对抗癌症类型

大肠癌、小肠癌、胃癌

比绿茶含有更多多酚类物质

红茶、绿茶、乌龙茶都是同一种茶树上的叶子制作而成的，最大的不同在于是否经过发酵。

制作绿茶只需要将茶叶进行干燥即可，而制作红茶及乌龙茶是先将茶叶发酵后再干燥而成的。发酵后茶叶中的儿茶素被氧化，转化为红茶的色素成分——即茶褐色的茶黄素与茶红玉精。

这两种色素成分是具有强抗氧化作用的多酚类物质。相比绿茶中含有 11% ~ 15% 的多酚类物质，红茶更胜一等，含有 20% 左右的总多酚类物质。

具有与绿茶同等的抑制癌症效果

静冈县立大学药学部的中村好志副教授等人所在的小组调查了绿茶、红茶、乌龙茶、黑茶（使用微生物进行发酵）抑制癌症的效果。分别取每种茶叶 5g，泡入 100ml 的热水中 10 分钟后剔除茶叶，再将浸出液分别从①咖啡因、②儿茶素、③儿茶素氧化物、④水溶性成分这四个方面调查抑制癌症的作用。

结果表明，绿茶与红茶具有同样的抑制作用。

虽然已经确认红茶具有抑制癌症的作用，但并不清楚具体是哪种成分在发挥功效。一般认为是糖与多酚化合物的混合物在发生作用。

通过小白鼠实验，证明了红茶对大肠癌、小肠癌、胃癌具有相比绿茶儿茶素更佳的抑制作用。

已经证明绿茶的儿茶素能诱导癌细胞发生细胞凋亡（自然灭亡），同时确认了红茶所含有的有效成分也能诱发细胞凋亡。

有效抗癌的食材组合

与富含 β－胡萝卜素的黄绿色蔬菜、富含维生素 C 的食物、调整肠道环境的食物、富含维生素 B_1 的食物一起食用，效果更佳。

调整肠道环境的食物

山药 96页、苹果 100页、藻类 108页、菌类 109页、酸奶 128页

绿原酸预防癌症

曾经有人认为"喝咖啡会导致癌症"，但最近的研究表明咖啡具有预防、改善癌症的作用。

作为咖啡中能预防癌症的成分而备受关注的就是绿原酸。

已经通过动物实验证明咖啡具有抑制癌症的作用。给动物喂食或注射致癌物质，对比喂饲普通饲料的对比组，在饲料中加入了绿原酸的实验组的结肠癌、肝癌的病发得到了抑制。通过老鼠实验也确认了给予致癌物质而发生了舌癌的病况也被绿原酸抑制了。

不仅能抑制癌发，还能抑制扩散

研究人员也进行了对已经病发的癌症，咖啡究竟有何作用的研究。东京农工大学的矢崎一三教授使用老鼠调查了咖啡对癌细胞的增殖与扩散的影响。结果表明，咖啡具有抑制癌细胞增殖与扩散的作用。

另外，通过实验也明确了咖啡具有能够改善已形成的癌细胞组织的作用。咖啡中所含的绿原酸具有强力的抗氧化作用，能消除自由基，从而抑制癌细胞扩散。

从咖啡豆制作的咖啡或者即溶咖啡中都能摄取绿原酸。

咖啡的基本资料

基本资料

茜草科咖啡属　时令季节：无特定季节

能量（100g）······················ 4kcal

富含的营养素

钾元素（100g）····················· 65mg

磷元素（100g）······················· 7mg

烟酸（100g）························· 0.8g

有效抗癌的营养素

绿原酸（154 页）

对抗癌症类型

结肠癌、肝癌、舌癌

咖啡

动物实验证明

具有防癌作用

免疫力

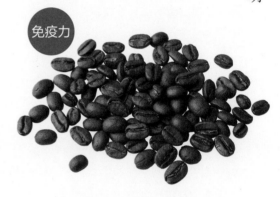

有效抗癌的食材组合

与富含 β－胡萝卜素的黄绿色蔬菜、富含维生素C 的食物、调整肠道环境的食物、富含维生素 B_1 的食物一起食用，效果更佳。

富含 β－胡萝卜素的食物

西蓝花 73页、小白菜 76页、菠菜 78页、南瓜 89页

能降低癌症发病率的可可酚

可可中的多酚成分被称为可可多酚，具有强抗氧化作用，能防止细胞突变从而达到预防癌症的目的。

利用沙门氏菌的实验证明，可可多酚能够抑制烧焦的鱼、肉中的自由基诱发的癌变。另外，在老鼠实验中，给予引起乳腺癌的致癌物质后比较得出，可可多酚能降低癌症的发生率。

同样在老鼠实验中，给予老鼠可可多酚后，其胰脏癌前期病变症状被有意（统计上有意义）地抑制住了。另外，令老鼠发生多脏器癌症的实验中，给予了可可多酚的实验组的生存率较高。

可可多酚能够抑制癌症的具体过程虽然并不明了，但一般认为是其抗氧化作用产生的结果。

预防动脉硬化、糖尿病性白内障

可可多酚还能抑制低密度胆固醇（坏胆固醇）氧化，从而预防动脉硬化，还能对胃黏膜起到保护作用。

每种商品的可可多酚含量都不同。想要有效利用可可多酚，请在选购时认清包装上标示的可可含量，请选用含量较多的产品。

可可的基本资料

基本资料

梧桐科可可属 时令季节：无特定季节

能量（100g） ⋯⋯⋯⋯⋯⋯ 271kcal

富含的营养素

一价不饱和脂肪酸（100g）⋯⋯⋯6.88g

钾元素（100g）⋯⋯⋯⋯⋯⋯ 2800mg

铁元素（100g）⋯⋯⋯⋯⋯⋯ 14mg

有效抗癌的营养素

可可多酚（153 页）

对抗癌症类型

乳腺癌

可可

香辛料·饮品 ● 咖啡／可可

具有强抗氧化作用 能防止细胞癌变

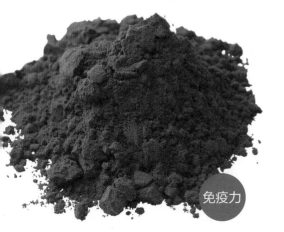

免疫力

有效抗癌的食材组合

与富含 β-胡萝卜素的黄绿色蔬菜、富含维生素 C 的食物、调整肠道环境的食物、富含维生素 B_1 的食物一起食用，效果更佳。

富含维生素 B_1 的食物

茼蒿 77页 、大豆 97页 、糙米 98页 、荞麦 99页

作为药物使用至今

有记载传说希腊神话中最高神宙斯是被蜂蜜养育长大的，而公元前 6000 年西班牙阿尔塔米拉洞窟中的壁画中有蜂蜜的图案，这些都证明了蜂蜜作为人类最古老的甜味剂一直受到人们的喜爱。蜂蜜不单单是甜味剂，实际上还是一种能提高免疫力的健康食品。

蜂蜜除了有益于补给营养、消除疲劳，还具有一定的药效，一直作为药物被人们使用。中医自古以来就以蜂蜜炼药，日本的日本药典（厚生劳动大臣指定的医药品的规格基准）中蜂蜜被记录为治疗口腔炎症的药品。

蜂蜜 80% 的成分是果糖、葡糖糖，还富含维生素 B_1、维生素 B_2、泛酸等 B 族维生素以及维生素 C、锌元素、乳酸、柠檬酸、琥珀酸等物质。除了上述成分以外，蜂蜜也许还含有一些不为人所知的成分。

蜂蜜的 PH 值是 4，呈弱酸性，因此具有较强的抗菌作用，不易腐坏，能长期保存。

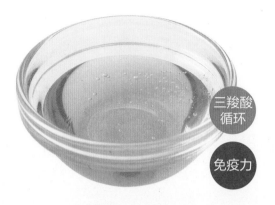

三羧酸循环

免疫力

蜂蜜——人类最古老的甜味剂

提高人体免疫力

蜂蜜的基本资料

基本资料	
能量（100g）	294kcal

富含的营养素	
钾元素（100g）	13mg
铁元素（100g）	0.8mg

有效抗癌的营养素
维生素 B_1（149 页）

有效抗癌的食材组合

与富含 β－胡萝卜素的黄绿色蔬菜、富含维生素 C 的食物、调整肠道环境的食物一起食用效果更佳。

富含 β－胡萝卜素的食物
西蓝花 73页 、小白菜 76页 、菠菜 78页 、南瓜 89页

对应餐单 ➤
50 页、58 ～ 59 页、61 页、65 页

长寿地区人群经常食用

在京都大学研究生院家森幸男名誉教授的研究中有提到在为人所知的长寿地区，如格鲁吉亚、阿塞拜疆，蜂蜜一直作为甜味剂被人们使用，民间也有被当做药物含服的习惯。这些地区将酸奶与蜂蜜一起食用，可双重调整肠道环境，从而提高免疫力。

珍贵的万能药

据说梅花是 8 世纪中期从中国传入日本的。梅花固然因美丽而受人喜爱，而梅果则作为万能药被人们珍而重之。

梅果中包含苹果酸、柠檬酸、琥珀酸、富马酸、B 族维生素、胡萝卜素等对健康有益的物质。

未成熟的梅果的种子有毒，酸味强烈，因此很少被直接食用。将梅子制成梅干是从平安时代开始的，自此以后，为了预防食物中毒等问题，梅干就成为民间健康食品而大派用场。梅酒则是从明治时代开始酿造的。

梅酒

梅子的药效成分需通过酒精提取

香辛料·饮品 ●蜂蜜／梅酒

```
┌─ 梅酒的基本资料 ─────────┐
│ 基本资料                         │
│ 能量（100g）·············· 156kcal │
│ 富含的营养素                      │
│ 钾元素（100g）················· 39mg │
│ 磷元素（100g）·················· 3mg │
│ 有效抗癌的营养素                   │
│ Lyoniresinol（156 页）、类黄酮（155 页） │
└──────────────────────────┘
```

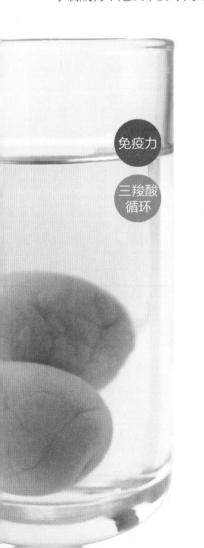

免疫力

三羧酸循环

抗氧化作用与维生素 E 同效

日本近畿大学农学部的吉栖肇教授等所在的研究组，确认了梅酒中含有一种叫作 Lyoniresinol 的抗氧化成分。Lyoniresinol 的抗氧化作用大约与维生素 E 相同，梅酒中微量的 Lyoniresinol 就已经具有减少能伤害遗传因子的自由基及促进癌变物质老化的作用。

梅酒中的梅子果皮与种子里的有效成分通过酒精与糖分析出，梅酒中除了含有 Lyoniresinol 成分外，还会含有类黄酮以及多酚等抗氧化成分。这几种成分同时作用能产生更强的防癌效果。

```
┌─ 有效抗癌的食材组合 ─────────┐
│ 与富含 β - 胡萝卜素的黄绿色蔬菜、富含 │
│ 维生素 C 的食物、调整肠道环境的食物一 │
│ 起食用，效果更佳。                   │
│ 富含维生素 C 的食物                  │
│ 西蓝花 73页 、小白菜 76页 、柠檬 101页 、 │
│ 草莓 104页                          │
└──────────────────────────┘
```

鸡肉

好不容易能吃到肉食
就请选择高品质的鸡肉

人类曾经是草食动物？

过多摄取四足哺乳动物的肉会引起肥胖、动脉硬化、脂质异常症。不仅如此，根据美国的研究报告称，过度摄取动物性蛋白质与脂肪容易引发癌症或促进癌症恶化。

人类原本是以谷类为主食生存下来的，从唾液的酵素成分就能证明这一点。人类的唾液中消化植物性淀粉的酵素淀粉酶活性相当高，而在消化肉食时这种淀粉酶的活性几乎为零。

鸡肉的基本资料

基本资料

能量（100g）

无皮鸡胸肉·······················108kcal

鸡脯肉···························105kcal

富含的营养素

蛋白质（鸡脯肉/100g）··············23g

n-6 多价不饱和脂肪酸（无皮鸡胸肉/100g）

·······························0.19g

多价不饱和脂肪酸（无皮鸡胸肉/100g）

·······························0.22g

有效抗癌的营养素

维生素 A（25、149 页）

具有增进健康的效果

但是，并不是说不能摄取动物性蛋白质。蛋白质是构成我们身体各种细胞最重要的营养素。健康人只要不摄取过度即可。为了预防癌症复发，每日食用 1 次脂肪，食用胆固醇较少的鸡胸脯肉也没有问题。

鸡肉的脂肪较少，富含优良蛋白质、维生素 A、烟酸、胶原蛋白。

软骨中含有丰富的胶原蛋白，能促进皮肤、毛发新陈代谢，是保持年轻状态的重要营养素。

但是，鸡肉的品质非常重要。选用在大自然状态下散养的鸡最为理想。

有效抗癌的食材组合

与富含 β-胡萝卜素的黄绿色蔬菜、富含维生素 C 的食物、富含维生素 B₁ 的食物、调整肠道环境的食物一起食用，效果更佳。

富含 β-胡萝卜素的食物

西蓝花 73页 、小白菜 76页 、菠菜 78页 、南瓜 89页

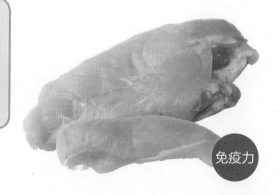

免疫力

对应餐单 ➡

65 页

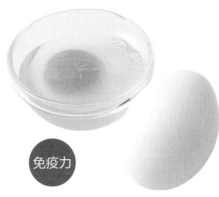

鸡蛋

营养均衡的优质健康食品

不用担心会增加胆固醇

曾经有一段时间，大家认为"吃鸡蛋会造成胆固醇升高"而把鸡蛋当做是危害健康的"坏蛋"。但研究表明，除了胆固醇外，鸡蛋还含有许多其他有益身体健康的物质，每日食用一个品质优良的鸡蛋是没有任何问题的。

1981 年日本进行的一项实验中，实验者连续 5 日每日食用 5 ~ 10 个鸡蛋，但血液中的胆固醇却没有变化。1998 年的实验中，连续 10 日每日食用 10 个以上的鸡蛋，胆固醇数值也没有变化。在美国对 1000 人的追踪研究中，每日食用 1 ~ 2 个鸡蛋是不会增加罹患动脉硬化的危险的。因此，健康人群每日食用鸡蛋是不会危害健康的。

免疫力

鸡蛋的基本资料

基本资料

能量（100g）	151kcal

富含的营养素

维生素 A（100g）	140ug
多价不饱和脂肪酸（100g）	1.66g
一价不饱和脂肪酸（100g）	3.69g

有效抗癌的营养素

胆碱（154 页）

对抗癌症类型

乳腺癌

预防认知障碍与癌症

蛋黄本身含有一种叫作胆碱的物质，胆碱与脑部功能密切相关。患有阿尔茨默病的患者正是因为脑部胆碱不足，所以胆碱与预防改善认知障碍有一定的关系。

另外，胆碱也与癌症的发生有关。美国北卡罗来纳大学的研究中以 3000 名女性为调查对象，发现摄取胆碱较多的女性患乳腺癌的风险会下降 24%。

另外，蛋白中的溶菌酶也有提高免疫力的作用。

鸡蛋是均衡富含各种营养素的优质健康食品。选择散养、喂饲自然饲料的健康鸡孕育的鸡蛋是最为理想的。

有效抗癌的食材组合

与富含 β－胡萝卜素的黄绿蔬菜、富含维生素 C 的食物、富含维生素 B₁ 的食物，调整肠道环境的食物一起食用效果更佳。

富含维生素 B₁ 的食物

茼蒿 77页 、大豆 97页 、糙米 98页 、荞麦面 99页

对应餐单

42 页、49 页、53 页、55 页、59 页、62 页

抑制癌症和过敏疾病

金枪鱼、鲇鱼、沙丁鱼、秋刀鱼等青背鱼类富含DHA（二十二碳六烯酸）、EPA（二十碳五烯酸）这类非常优质的脂肪酸。特别是DHA，对于癌症、脑梗死、心肌梗死、过敏性疾病都有预防作用。

东京水产大学的矢泽一良教授的实验中，将喂饲了大肠癌致癌物质的老鼠分成两群，其中一群只给予普通的水，另一群给予了DHA。结果表明，给予普通水的老鼠发生了前期癌症症状的有122只，给予DHA的老鼠只有42只发生了前期

癌症症状，只有前一组的1/4。不仅如此，前期癌症症状的严重程度也减小了。

DHA能够抑制合成前列腺素E_2的酵素，因此也可以预防癌症。从脂肪酸产生的前列腺素E_2能促进炎症、癌症的发生。另外，在老鼠实验中，也确认了DHA具有抑制乳腺癌、宫颈癌的作用。

EPA能预防脂质异常症以及动脉硬化

EPA与DHA具有同样的作用。

EPA能使血液难以凝固，能降低血液中的中性脂肪，预防脂质异常症以及动脉硬化。

DHA的理想摄入量是每日500mg～1g。一次摄入过多不如每日1次均衡地食用效果更佳。

青背鱼类的基本资料

基本资料

沙丁鱼 时令季节：夏季
秋刀鱼 时令季节：秋季
能量（100g）
沙丁鱼·····217kcal
秋刀鱼·····310kcal

富含的营养素

n-3多价不饱和脂肪酸（秋刀鱼/100g）·····3.95g
多价不饱和脂肪酸（秋刀鱼/100g）·····4.58g
维生素B_{12}（秋刀鱼/100g）·····17.7ug

有效抗癌的营养素
DHA（155页）、EPA（153页）

对抗癌症类型
大肠癌、乳腺癌、宫颈癌

青背鱼类
富含优质脂肪酸

有效抗癌的食材组合

与富含β-胡萝卜素的黄绿色蔬菜、富含维生素C的食物、富含维生素B_1的食物、调整肠道环境的食物一起食用，效果更佳。

富含β-胡萝卜素的食物
西蓝花73页、小白菜76页、菠菜78页、南瓜89页

沙丁鱼
秋刀鱼
免疫力

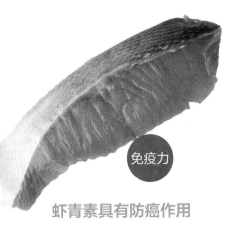

免疫力

虾青素具有防癌作用

鲑鱼的红色肉身容易让人将它当做是红肉鱼，但实际上它是白肉鱼。肉身呈现红色是因为含有虾青素这种色素。

虾青素属于类胡萝卜素，具有强抗氧化作用，能提高免疫力、预防癌症。

金泽医科大学第一病理学讲座的田中卓二教授做了一个实验，他将引发膀胱癌的物质混入水中喂饲小白鼠 20 周，进而调查虾青素的抗癌作用。只喂饲混有致癌物的水的小白鼠有 42% 发生了癌症，而喂饲混有致癌物质与虾青素的水的小白鼠只有 18% 发生了癌症，也就是说致癌率被抑制了 57%。

另外，皮下注射致癌物质的小白鼠实验中，给予了虾青素的小白鼠的致癌率被抑制了约 50%。

在舌癌的实验中，同时喂饲致癌物质与虾青素，或者先喂饲致癌物质后再喂饲虾青素，两组小白鼠均没有发生癌症。

肉身越红，抗癌效果越好

虾青素的抗癌作用是 β−胡萝卜素的几倍。

肉身越是赤红的鲑鱼，虾青素的含量越高。鲑鱼中有白鲑、银鲑、红鲑等几种类别，其中红色最鲜艳的是红鲑，推荐作为预防癌症的食材。

红鲑的基本资料

基本资料

红鲑 时令季节：秋季	
能量（100g）	138kcal

富含的营养素

钾元素（100g）	380mg
维生素 D（100g）	33ug
泛酸（100g）	1.23mg

有效抗癌的营养素

虾青素（152 页）

对抗癌症类型

膀胱癌、大肠癌、舌癌

鲑鱼

具有比 β−胡萝卜素更强的抗癌、抗氧化作用

有效抗癌的食材组合

与富含 β−胡萝卜素的黄绿色蔬菜、富含维生素 C 的食物、调整肠道环境的食物、富含维生素 B₁ 的食物一起食用效果更佳。

调整肠道环境的食物

山药 96页 、苹果 100页 、藻类 108页 、菌类 109页 、酸奶 128页

对应餐单 ➡

57 页

动物性食品

提高免疫力，预防癌症

在一万年前，贝类对于绳文人来说是非常珍贵的食物，也可以说是能够在人类祖先的体内完全被代谢的健康食品。

日本青森县产业技术开发中心进行了在注射过癌细胞的小白鼠体内注射扇贝成分（糖原）的实验。通常，注射了癌细胞的小白鼠2周左右就会死亡，但实验结果表明，注射了糖原的小白鼠全部存活下来。从这一结果来看，患者是否有希望通过食用扇贝来抗癌呢？

青森大学的研究小组在移植了皮肤癌癌细胞的小白鼠皮肤里，注射了蚬贝的提取物。实验结果表明，没有给予蚬贝提取物的5只小白鼠全部罹患了癌症，而给予了蚬贝提取物的5只小白鼠中只有3只患癌。

确认蚬贝提取物能激活白细胞中的巨噬细胞产生TNF(肿瘤坏死因子)，提高免疫力，抑制癌症的发生。

牛磺酸、锌元素不足与癌症有关?

锌元素不足会增加人体患病概率，也有报告指出癌症与锌元素不足有关。

贝类中含有牛磺酸以及锌元素，因此具有预防癌症的作用。

牡蛎中富含锌元素，因营养极为丰富而被称为"海洋牛奶"。

贝类

富含能提高免疫力的牛磺酸以及锌元素

蛤蜊、蚬的基本资料

基本资料

蛤蜊 时令季节：春季秋季

蚬 时令季节：夏季冬季

能量（100g）

蛤蜊·············· 30kcal

蚬················· 51kcal

富含的营养素

钾元素（蛤蜊/100g）··········140mg

维生素 B_{12}（蚬/100g）········62.4ug

钙元素（蚬/100g）············130mg

有效抗癌的营养素

牛磺酸（155页）

对抗癌症类型

皮肤癌

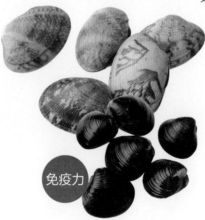

免疫力

有效抗癌的食材组合

与富含 β - 胡萝卜素的黄绿色蔬菜、富含维生素C的食物、调整肠道环境的食物、富含维生素 B_1 的食物一起食用，效果更佳。

调整肠道环境的食物

山药 96页 、苹果 100页 、藻类 108页 、菌类 109页 、酸奶 128页

对应餐单 ➡

45 页

解除有害物质毒性

虾、螃蟹中含有的红色色素正是之前介绍的虾青素。

虾青素具有强抗氧化作用，其效果是 β - 胡萝卜素的数倍之多。通过动物实验已经证明，虾青素能有效抑制膀胱癌、大肠癌、舌癌。

另外，虾所含有的甜菜碱这种甜味成分具有将高半胱氨酸转化为甲硫氨酸的功能。甲硫氨酸是肝脏工作所必需的氨基酸，能解毒有害物质，排出废物，分解、降低胆固醇及中性脂肪。另外，甲硫氨酸还具有将保护身体不受自由基伤害的硒元素运送至全身的作用。

甲硫氨酸在肝脏代谢时会产生高半胱氨酸。高半胱氨酸再代谢成为胱氨酸，但如果维生素 B_1 摄取不足就会阻碍代谢，使高半胱氨酸在体内过多积蓄。过剩的高半胱氨酸会因为自由基而氧化，继而成为动脉硬化、脂质异常、脂肪肝发生的重要原因。

也就是说，虾中所含有的牛磺酸能将一旦过剩就会危害身体的高半胱氨酸转化成为甲硫氨酸，从而达到预防或改善上述疾病的功效。

牛磺酸不足与癌症有关？

虾中含有牛磺酸。牛磺酸存在于人体所有的脏器中，是维持生命活动的必需元素。发生了代谢营养障碍，身体处于易患癌症状态时，牛磺酸就会不足。

虾、乌贼的基本资料

基本资料

虾、乌贼 时令季节：冬季（乌贼根据种类不同 时令季节不一样）

能量（100g）

黑虎虾	82kcal
红乌贼	89kcal

富含的营养素

钙元素（黑虎虾/100g）	67mg
钾元素（红乌贼/100g）	330mg
多价不饱和脂肪酸（红乌贼/100g）	0.31g

有效抗癌的营养素

虾青素（152 页）、甜菜碱（156 页）、牛磺酸（155 页）

对抗癌症类型

膀胱癌、大肠癌、舌癌

甲壳类 —— 红色色素虾青素具有抗癌、抗氧化作用

动物性食品 ● 贝类／甲壳类

有效抗癌的食材组合

与富含 β - 胡萝卜素的黄绿色蔬菜、富含维生素 C 的食物、调整肠道环境的食物、富含维生素 B_1 的食物一起食用，效果更佳。

富含维生素 B_1 的食物

茼蒿 77页、大豆 97页、糙米 98页、荞麦 99页

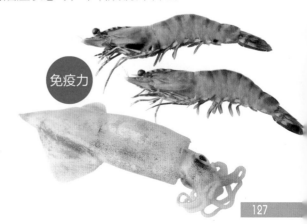

免疫力

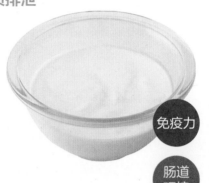

增加肠道有益菌，促进有害物质排泄

保加利亚长寿者众多的区域，人们经常食用酸奶。另外也证实了多食用乳酸菌的地区，长寿者较多。

酸奶能作用于肠道内细菌，预防癌症。肠道内存在超过 100 种、100 兆个肠道细菌，并且既有有益菌也有有害菌。肠道内有害菌增多就会容易罹患大肠癌，有益菌增多则会提高免疫力、预防癌症。

酸奶中含有能成为肠道有益菌食物的低聚糖。大豆、蜂蜜、洋葱中含有较多这类营养素成分。

另外，酸奶中的乳酸菌能促进有害物质发生化学变化，降低它的毒性。即使有害物质侵入人体，在乳酸菌的作用下，也可以达到防止细胞癌化的作用。

酸奶

提高免疫力的食物

长寿地区经常食用的

免疫力

肠道环境

酸奶的基本资料

基本资料

能量（100g）	62kcal

富含的营养素

钙元素（100g）	120mg
维生素 A（100g）	33ug
钾元素（100g）	170mg

有效抗癌的营养素

低聚糖（153 页）、乳酸菌（30 页）

对抗癌症类型

大肠癌、胃癌

另外，乳酸菌还具有与有害物质相结合，促进肠道蠕动的作用。在这样的双重效果下，即使消化管内存在有害物质，也仍然能被吸附随粪便排出体外，从而预防大肠癌的发生。摄取酸奶也能抑制胃癌元凶——幽门螺杆菌的增殖。

有效抗癌的食材组合

与富含 β－胡萝卜素的黄绿色蔬菜、富含维生素 C 的食物、富含维生素 B₁ 的食物、调整矿物质平衡的食物一起食用，效果更佳。

富含维生素 C 的食物

西蓝花 73页、小白菜 76页、柠檬 101页、草莓 104页

对应餐单 ▶

41 ～ 42 页、45 ～ 47 页、50 页、53 ～ 55 页、58 页、61 ～ 63 页、67 页、69 页

粪便的有害物质减少 70%

信州大学农学部的研究中，年轻男性连续 2 周每日摄取 200ml 发酵乳，比较饮用前与饮用后粪便中存在的有害物质。结果表明，最有效的实验者，与饮用前相比，粪便中的有害物质减少了 70%。

第 **4** 章 这样吃，
容易诱发癌症

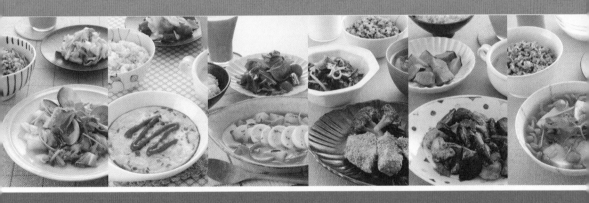

诱发癌症的动物性蛋白质

通过小白鼠实验已得到证实

美国康奈尔大学 T. 柯林·坎贝尔教授是营养学的权威。教授关注癌症与营养的关系，进行了各种各样的研究。

教授的研究结果可以归纳为"完全不食用动物性食品是最安全的做法"。将这一系列的研究结果归纳总结的《救命饮食：中国健康调查报告》一书，数年前曾经在美国引起巨大反响。

其中最引人注目的话题就是动物性蛋白质与癌症的关系。实验中，向小白鼠注射引发肝癌的致癌物质——黄曲霉毒素，并对比总能量增加蛋白质的摄入比例，调查癌症发展与动物性蛋白质的关系。

来源于蛋白质的能量，一旦超过总能量的 12%，小白鼠癌症病灶的成长速度就会超前许多。这个实验结果表明，过多摄取蛋白质会促进癌症的发生。

身体成长所必需的蛋白质要占总能量摄入量的 10%。超过这一程度，就可以认为是进入了促进癌症发生的危险范围。日本人的蛋白质摄取量（成人）大约是15%，已经是过度摄取了。

实验中还将蛋白质来源分成动物性蛋白质（酪蛋白 / 牛奶中含有的蛋白质）与植物性蛋白质（谷朊 / 大豆中含有的蛋白质）进行了调查。结果表明，摄取等量的蛋白质，食用植物性蛋白质的小白鼠的病灶反应明显较低。说明，不需要担心植物性蛋白质摄取过度的问题。

摄取过度，注意质与量

通过 T. 柯林·坎贝尔教授的实验我们已经了解到摄入动物性蛋白质过度确实会促进癌症的发生。但是，蛋白质是形成细胞所不可或缺的重要营养素。如果蛋白质不足，细胞的代谢就不能顺畅进行，从而造成免疫力低下。

重要的是要注意蛋白质的质与量。减少动物性蛋白质的摄入，增加摄取大豆等植物性蛋白质。仅仅是这一改变就能达到预防或改善癌症的效果。

济阳式食疗法中酸奶也是推荐食物之一，因此也有人会担心这样会造成蛋白质摄取过度。每 100g 普通牛奶中含有 3.3g 蛋白质，而酸奶含有 3.6g。牛肉、猪肉（腿肉）每 100g 中分别含有蛋白质 13.3g、20.5g，因此乳制品中的蛋白质并不算太多。

鸡肉、鱼类、贝类也含有动物性蛋白质，在抗癌治疗中是受到限制的。谨慎的思考后还是不要食用更好，但是无法忍受糙米素食的患者，为了能继续食疗法，还是可以少量食用。

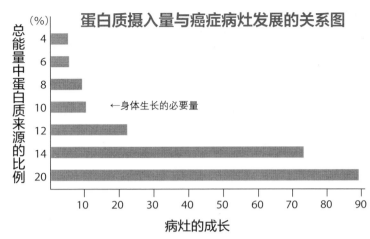

蛋白质摄入量与癌症病灶发展的关系图

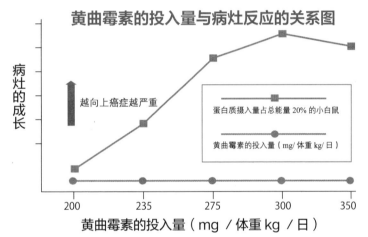

黄曲霉素的投入量与病灶反应的关系图

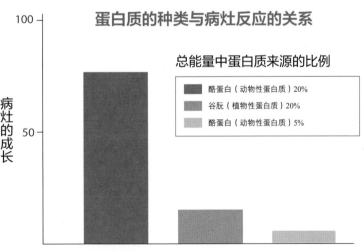

蛋白质的种类与病灶反应的关系

脂质中含有的有益物质和有害物质

脂质也具有重大作用，但严禁摄取过多

1g 脂肪就相当于 9kcal 热量，可见脂肪是非常高效的能量来源，被认为是肥胖的元凶。引起动脉硬化的胆固醇也属于脂质。胆固醇经常被当作对身体有害的物质，但它也具有成为荷尔蒙及细胞膜原料、促进脂溶性维生素吸收、令肠内物质顺畅移动从而改善便秘等多种重要作用。

脂质包含牛肉、猪肉中含有的脂质，鱼类、贝类中含有的脂质，烹饪时不可缺少的植物油等多种类型。您知道吗，不同类型的脂质，有的会引起癌症，有的却能预防动脉硬化、认知障碍。

食物中包含的脂质根据脂肪酸的种类可以划分为好几个类型（详情请见 135 页）。大致可以分为容易氧化的"饱和脂肪酸"以及"不饱和脂肪酸"。

饱和脂肪酸主要存在于牛肉、猪肉、黄油、牛奶等动物性食品中。过度摄取会导致动脉硬化或者癌症。

不饱和脂肪酸存在于植物、鱼类、贝类中，能够预防动脉硬化以及认知障碍。

注意容易氧化的饱和脂肪酸

过度摄取饱和脂肪酸，血液中的中性脂肪以及胆固醇会增加，容易导致肥胖以及动脉硬化，造成免疫力低下。因为容易被氧化，体内的过氧化脂质就会增加，成为导致癌症的主要原因。因此建议您请尽量控制富含过氧化脂质的牛肉、猪肉等四足哺乳动物的摄入量。

不饱和脂肪酸又包括一价不饱和脂肪酸与多价不饱和脂肪酸（n-3 脂肪酸、n-6 脂肪酸）。

青背鱼类的肉身中含有 n-3 脂肪酸，能预防动脉硬化及认知障碍，抑制癌症的发生。但是，因为容易被氧化，n-3 脂肪酸很可能会成为危害身体的脂肪酸。因此，请适量食用新鲜的食材。

n-6 脂肪酸存在于红花油、大豆油当中，适度摄取可以降低血液中的胆固醇，摄取过多也会对身体造成损害。

食用油需要注意选择不容易氧化的产品

必需注意烹饪时选用的食用油。紫苏油、亚麻仁油等都包含 n-3 脂肪酸而有利

于预防癌症，但也存在容易氧化的弱点，加热后易氧化，那么请不要在加热烹饪时使用这类油脂。另外保存时，也请放在阴暗避光处，开封后在 1 个月内使用完毕。

建议您选择加热烹饪后不容易氧化的一价不饱和脂肪酸，例如橄榄油、菜籽油、红花油等。

▌1 大杯食用油所含有的脂肪酸

名　　称	饱和脂肪酸	一价不饱和脂肪酸	多价不饱和脂肪酸	
			n-3	n-6
橄榄油	1.6g	8.9g	0.07g	0.80g
芝麻油	1.8g	4.5g	0.04g	4.91g
大豆油	1.8g	2.7g	0.73g	5.96g
菜籽油	0.9g	7.2g	0.90g	2.23g
葵花油	1.2g	3.3g	0.05g	6.90g
牛油	4.9g	5.4g	0.02g	0.41g
猪油	4.7g	5.2g	0.06g	1.12g
黄油	6.1g	2.2g	0.03g	0.22g

* 按 1 大杯 = 12g 来计算

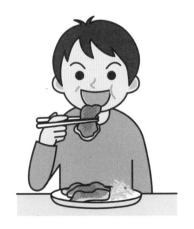

避免导致癌症的脂质。

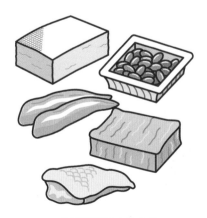

选用脂质较少的食物。

诱发癌症的原因

四足哺乳动物以及大豆中含有的蛋白质与脂肪酸

牛肉（产奶肥育）

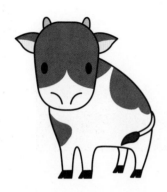

名　称	蛋白质	饱和脂肪酸	不饱和脂肪酸
上腰肉 （带脂肪）	16.5g	11.36g	14.11g
半边里脊肉 （带脂肪）	16.2g	10.28g	13.31g
排骨	12.5g	15.84g	21.9g
腿肉	19.5g	5.11g	6.95g
嫩腰里脊肉	21.3g	3.90g	4.52g

猪肉（中等体型）

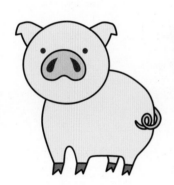

名称	蛋白质	饱和脂肪酸	不饱和脂肪酸
半边里脊肉 （带脂肪）	17.7g	7.37g	10.43g
排骨	13.4g	15.39g	21.93g
腿肉	19.5g	5.47g	8.23g
嫩腰里脊肉	22.7g	0.48g	0.79g
肉糜	18.6g	5.71g	8.25g

大豆、豆制品

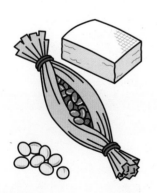

名称	蛋白质	饱和脂肪酸	不饱和脂肪酸
大豆（煮）	16.0g	1.22g	6.66g
木棉豆腐	6.6g	0.74g	2.95g
嫩豆腐	4.9g	0.53g	2.1g
拉丝纳豆	16.5g	1.47g	7.29g
油炸豆腐	18.6g	6.12g	24.37g

* 所有数值均是 100g 食材中的含量

脂肪酸的种类及功能

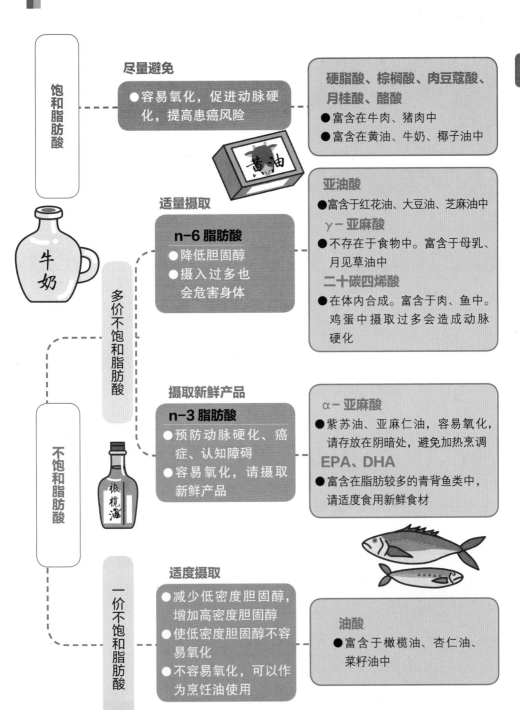

食品添加剂会诱发癌症

难以发现没有食品添加剂的食物

日本的第一家超市诞生于上世纪五十年代，而一般家庭开始普及电冰箱是从上世纪五十年代后半期开始的。从那时起，终于可以"保存食品"了。

在那之前，为了保存食物，一直都是使用醋或者食盐等天然的调味料。家用电冰箱与超市的出现带来了更加长期保存食物的需要，因此食品添加剂就应运而生了。食品添加剂是制作加工食品时，为了提高保存性、口感、视觉冲击力，使食物更加色香味俱全而使用的。除鱼、肉、蔬菜、水果等天然食材以外，其他食物基本上都算是加工食品。

现成的副食、沙司、鱼糕、调味料、果子面包、冷冻食品、软罐头食品、罐头、简易点心等加工食品都在超市里码放整齐，占据了商场的大半江山。

现代生活中不食用加工食品，避免食用没有食品添加剂的食物其实是非常难以实现的。

几乎都是安全的，但也有需要注意的地方

现在厚生劳动省认定的食品添加剂将近 800 种，确实是一个庞大的数值。食品添加剂的安全性通过动物实验已经得到确认，但还是存在一些无法确认安全性的地方。另外，虽然具有致癌性、致畸性（对胎儿有不良影响），但如果只是少量摄取，对人体是没有危害的添加剂也是存在的。

只不过，即使是少量，常年食用添加剂可能还是会对身体造成不良的影响，也有由于不知道有害而大量摄取的情况。

为了保护自己的身体，必需了解具有高风险的食品添加剂，尽量避免摄取。

特别注意有引发癌症风险的食品添加剂

要特别注意的会引起癌症的食品添加剂的代表就是亚硝酸钠，亚硝酸钠经常作为增色剂食用，在香肠、盐渍鲑鱼、咸鳕鱼子等加工食品中存在。

亚硝酸钠与盐渍鲑鱼、鳕鱼子等肉类加工食品中的胺结合就有极大危险会形成致癌物质亚硝基胺。最近，因为担心这种危险，已经有许多商品没有添加亚硝酸钠了。是控制摄入量，还是无论如何都想吃，就要依靠您自己的选择了。

另外，"新胭脂红""柠檬黄"等煤焦油色素也被怀疑有致癌危险，"邻苯基苯

酚""联苯酚钠"等防腐剂在动物实验中已经确认有致癌性。也不建议您食用带有漂白剂的加工食品。

下图列举了高危的食品添加剂以及何种食品中含有这种添加剂，仅供您参考。

高危食品添加剂

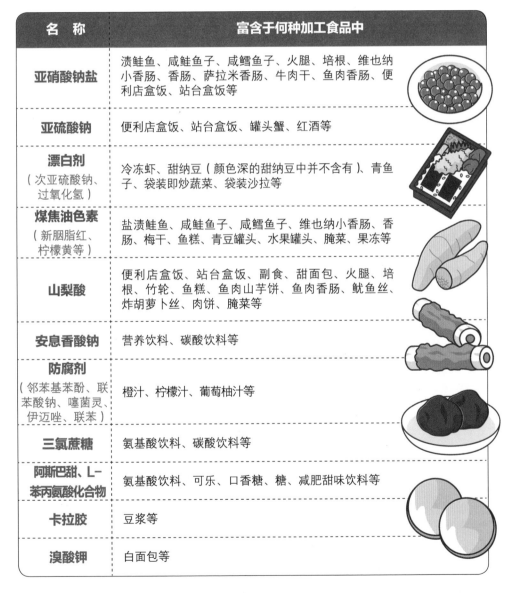

名　称	富含于何种加工食品中
亚硝酸钠盐	渍鲑鱼、咸鲑鱼子、咸鳕鱼子、火腿、培根、维也纳小香肠、香肠、萨拉米香肠、牛肉干、鱼肉香肠、便利店盒饭、站台盒饭等
亚硫酸钠	便利店盒饭、站台盒饭、罐头蟹、红酒等
漂白剂 （次亚硫酸钠、过氧化氢）	冷冻虾、甜纳豆（颜色深的甜纳豆中并不含有）、青鱼子、袋装即炒蔬菜、袋装沙拉等
煤焦油色素 （新胭脂红、柠檬黄等）	盐渍鲑鱼、咸鲑鱼子、咸鳕鱼子、维也纳小香肠、香肠、梅干、鱼糕、青豆罐头、水果罐头、腌菜、果冻等
山梨酸	便利店盒饭、站台盒饭、副食、甜面包、火腿、培根、竹轮、鱼糕、鱼肉山芋饼、鱼肉香肠、鱿鱼丝、炸胡萝卜丝、肉饼、腌菜等
安息香酸钠	营养饮料、碳酸饮料等
防腐剂 （邻苯基苯酚、联苯酸钠、噻菌灵、伊迈唑、联苯）	橙汁、柠檬汁、葡萄柚汁等
三氯蔗糖	氨基酸饮料、碳酸饮料等
阿斯巴甜、L-苯丙氨酸化合物	氨基酸饮料、可乐、口香糖、糖、减肥甜味饮料等
卡拉胶	豆浆等
溴酸钾	白面包等

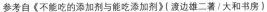

参考自《不能吃的添加剂与能吃添加剂》（渡边雄二著 / 大和书房）

提 高患癌风险的烟草与酒精

素食主义与禁烟、禁酒的双重效果

即使改善了饮食生活，如果不禁烟禁酒，那么改善饮食也是没有意义的。

美国华安联合会（SDA）属于新教徒一派。他们推行素食主义，尽量避免圣经中被认为是不洁的生物（猪肉、不反刍的生物、不割掉蹄子的生物、没有鳞片或鱼鳍的鱼类、贝类等），积极食用鸡蛋、乳制品、谷物、蔬菜、水果等。因此，美国华安联合会的信徒成为了医学统计调查的对象。

调查之一就是加利福尼亚州所有的居民与 SDA 信徒的死亡率对比。令人吃惊的是，相对于所有居民，SDA 信徒的死亡率是所有项目中最低的。特别是与吸烟、饮酒有关的死因上，其死亡率非常低。

有百害而无一利的烟草

据说香烟中含有 200 种以上的有害物质。特别是煤焦油与尼古丁，它们作为致癌物质为人所熟知。

吸烟人群一点点将有害物质积蓄在体内，因此不论如何改变饮食生活，有害物质都会超过身体本身的承受能力。

众所周知吸烟有害，也有呼吁禁烟的声音存在，但 40 ~ 49 岁的男性中每 3 人中就有 1 人吸烟。即使是女性，其吸烟人群也在不断增加，最近已经接近 10%。

为了您的健康，请您马上戒烟。

过度就会有害的酒精

适量饮酒能预防心肌梗死、脑梗死，也有助于消除疲劳，因此也有"酒为百药之长"的说法。

对于健康人来说，适量饮酒确实有利于健康，但是对于易患癌体质的人来说，要严禁酒精。

酒精分解时，会产生对身体有害的乙醛。健康状态下，肝脏可以为你处理掉这些有害物质，但癌症治疗中的患者还是不要给肝脏带来多余的负担。治疗告一段落前请严禁酒精，病状安定后可以少量饮酒。

有报告指出，饮用酒精浓度较高的酒，罹患咽喉、食道癌的危险将会增加数十倍。那么，避开这些高危的酒精产品不是会比较安心吗？

加利福尼亚州全体居民与 SDA 信徒的死亡率

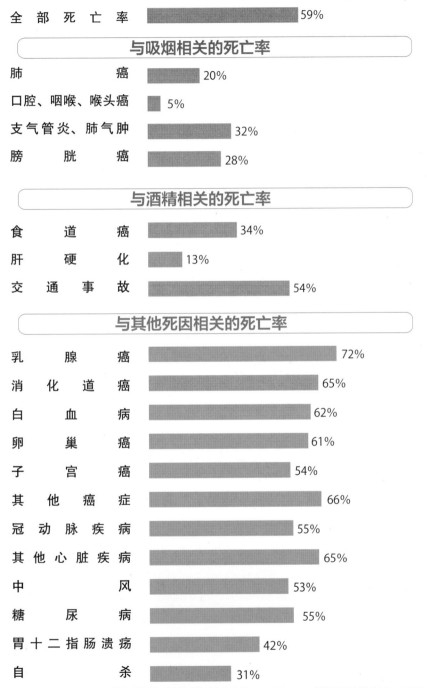

诱发癌症的原因

全 部 死 亡 率 ■■■■■■■ 59%

与吸烟相关的死亡率

肺 癌	20%
口腔、咽喉、喉头癌	5%
支气管炎、肺气肿	32%
膀 胱 癌	28%

与酒精相关的死亡率

食 道 癌	34%
肝 硬 化	13%
交 通 事 故	54%

与其他死因相关的死亡率

乳 腺 癌	72%
消 化 道 癌	65%
白 血 病	62%
卵 巢 癌	61%
子 宫 癌	54%
其 他 癌 症	66%
冠 动 脉 疾 病	55%
其 他 心 脏 疾 病	65%
中 风	53%
糖 尿 病	55%
胃 十 二 指 肠 溃 疡	42%
自 杀	31%

将加利福尼亚州居民的死亡率作为 100% 时，SDA 信徒的死亡率 /1958 ~ 1965

应 该了解的农药危害

癌症治疗中尽量使用无农药蔬菜

类胡萝卜素、植物化学成分等蔬菜、水果中的有效成分大多存在于它们的表皮中。另外，切开蔬菜、清洗蔬菜的过程中，往往重要的维生素及矿物质也会流失。

将蔬菜、水果连皮榨汁能高效利用到蔬菜的有效成分，如维生素以及矿物质。

因此，济阳式食疗法中，建议您选用无农药或低农药、有机栽培的蔬菜、水果，努力减少农药、化学肥料为您的身体带来的风险。

在日本使用农药要满足一定的安全基准，但并不是完全没有危害，其中也存在着被指出有毒或者具有致癌性、致畸性的物质。

健康身体处理这些农药残留也许没有什么问题，但癌症治疗中的患者即使病症较轻，也要尽量减少农药残留带来的风险。

根据调查结果得知，超市中摆放的蔬菜、水果中有 30% ~ 40% 都有农药残留。尽量选择无农药、低农药、有机栽培的产品，有可能的话请选择自然农法（不施农药、肥料，在自然状态下培植）生产出来的蔬菜、水果。

去皮、冲水等避免农药残留的方法

但是，自然状态下培植的蔬菜、水果不仅价格较高，而且也有些难以购买。难以购买到这类蔬菜、水果时，可以购买普通产品，水果去皮后食用，苹果、柠檬等在水中浸泡一晚冲洗掉农药残留后再食用（苹果可以尽量留皮食用，但柠檬请花些时间冲洗）。

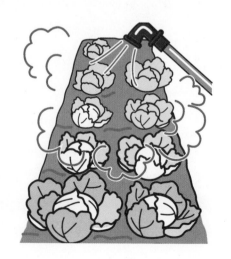

烹饪时，蔬菜带皮清洗后切成大块，在流水下尽量减少冲水时间，可以减少有效成分、维生素、矿物质的流失。

到 底什么是安心、安全的水？

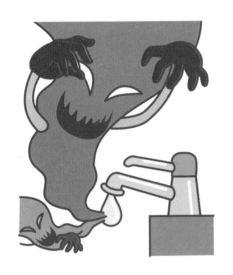

水管中潜藏的致癌风险

日本的自来水管道被认为是世界第一安全的。最近政府又进一步安装了净水装置，得到了"水也变得好喝了"的好评，但管道中其实潜藏着致癌风险。

自来水的水源来自大坝，输送到净水厂后为了去除杂菌以及污染，工人在水里投放了氯元素。自来水可以直接饮用是因为在净水厂已经做好了处理。

基本上自来水中的氯气在水输送到每个家庭前就已经去除，但也不是完全没有了。这种未去除完全的氯气叫作残留氯气。

各项研究都已表明，残留氯气会产生致癌物质三卤甲烷。另外，氯气也会破坏蔬菜、水果中的维生素。

考虑到这样的自来水的危害，饮用安全的水才能更好地降低癌症风险。

购买矿泉水更令人安心

饮用泉水或者井水等天然水源中的水是最理想的，但是现在的日本是很难做到这一点的。个人为了饮用这样的水必需接受有关机关的检查，而且现在的日本也存在着土壤污染的危险性。

考虑到这些，最现实的方法就是购买瓶装矿泉水。最近购买饮用水的人越来越多了，据说有的人连烹饪中也使用矿泉水。到底是觉得买水饮用太过浪费，还是觉得即使只是一点帮助，也要努力降低癌症风险，这需要依靠您个人的判断。

如果条件允许，推荐您使用从特定水源开采不经过加热杀菌的天然矿泉水。如果有困难，那么请至少安装净水装置。

动物性食品增加癌症风险蔬菜、水果降低癌症风险

右表是"世界癌症研究基金会（WCRF）"在1997年研究归纳的结果。世界癌症研究基金会是1990年在英国成立的团体，关注通过适当饮食与生活习惯预防癌症，进行了各种研究与调查。2007年，该组织发表了除了肥胖外，火腿、培根等加工食品等都能增加癌症风险的报告。

右表如实表示了蔬菜、水果能降低几乎所有癌症的风险。

其中也介绍了胡萝卜素类、

根据《关于营养与癌症的研究》（世界癌症研究基金会/1997年）制作

	口腔癌	鼻咽癌	喉头癌	食道癌	肺癌	胃癌	胰脏癌
蔬菜	↓		↓	↓	↓	↓	↓
水果	↓		↓	↓	↓	↓	↓
胡萝卜素类				↓	↓	↓	
维生素C	↓			↓	↓	↓	↓
矿物质					↓ 硒元素降低癌症风险		
谷类				←		↓ 不精加工的全麦谷类较好	
淀粉						←	
食物纤维							↓
绿茶						↓	
运动					↓		
冰箱						↓	
酒精	↑		←	↑	←		
盐分		避免盐渍鱼	↑			←	
肉类							←
蛋类							
烹饪方法				过度加热导致焦糊 ←			
动物性脂质					←		
牛奶及乳制品					全脂与饱和脂肪酸增加癌症风险		
糖类							
咖啡							
食品污染							
肥胖							
吸烟	↑	←	←	↑	↑		↑

↓ 确实能降低风险　　↓ 很有可能降低风险　　↓ 有降低风险的可能性

维生素 C、矿物质、谷类、淀粉、食物纤维等能降低癌症风险的营养素，均是济阳式食疗法中推荐的需要积极摄取的营养成分。

胆囊癌	肝脏癌	大肠癌	乳癌	卵巢癌	子宫癌	宫颈癌	前列腺癌	甲状腺癌	肾癌	膀胱癌
	↓	⬇	↓	↓	↓	↓	↓	↓	↓	↓
			↓	↓	↓	↓		↓		↓
		↓	↓			↓				
						↓				
								←		
							碘元素增加癌症风险			
		↓								
		↓	↓							
		⬇	↓							
	能有效预防结肠癌									
	⬆	←	←							
		←	←			←			←	
	过度加热导致焦糊									
		←								
		←			←			←		
		全脂与饱和脂肪酸 增加癌症风险		饱和脂肪酸 增加癌症风险			全脂与饱和脂肪酸 增加癌症风险		←	
		←								
										←
	← 黄曲霉素增加癌症风险									
←		←	←		⬆				←	
		←				←			←	⬆

⬆ 确实能增加风险　　← 很有可能增加风险　　← 有增加风险的可能性

食物在人体内产生能量的过程

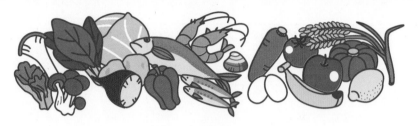

通过每天的饮食，摄取维持生命所必需的食物。

↓

食物在肠道中被消化、吸收，分解后被能量、细胞代谢利用。

↓

三羧酸循环中进行着能量代谢。

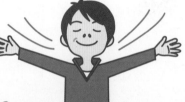

转化成柠檬酸

氧气

三羧酸循环（TCA 循环）

使用体内酵素以及被吸收的维生素、酵素，在三羧酸循环中将葡萄糖转化成为各种形式，产生能量（ATP）。最终再转化成柠檬酸，再次被能量代谢所利用。

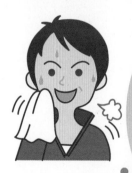

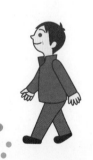

水、二氧化碳

产生能量

↓

产生自由基

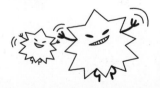

第 **5** 章 改善癌症体质
必需的营养素

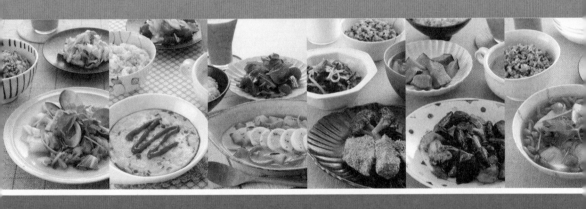

新陈代谢的三大基础营养素

能量的来源——碳水化合物及脂质

我们需要进食是为了摄取维持生命活动所必需的营养素。营养素是存在于食物中，生命活动所必需摄取的物质的总称。一般是指碳水化合物（糖质）、脂质、蛋白质、维生素、矿物质这五大营养素。

碳水化合物中包含食物纤维，不能成为能量来源。因此，我们将碳水化合物除去食物纤维的部分称作"糖质"。

思考、维持体温、活动身体、维持脏腑功能所需的能量来源均由糖质提供。如果将人体比喻成汽车，那么糖质就相当于是汽油，一旦不足人就变得容易疲劳，体重减轻。

脂质是细胞膜及荷尔蒙的原料。碳水化合物不足时，脂质会成为能量来源。不被使用的部分会储藏在脂肪细胞中，待需要时才会被人体调动。现在的日本，几乎没有人会缺乏营养，这反而成为导致肥胖的主要原因。脂质由脂肪酸及甘油组成。根据脂肪酸的种类可以分为优质脂质与劣质脂质（详情请见第132页）。

两种脂质都能成为能量来源，但相对于碳水化合物1g相当于4kcal的热量，脂质1g就相当于9kcal热量，是碳水化合物的2倍多。

细胞原料——蛋白质

蛋白质是皮肤、肌肉、内脏、头发、血液、血管等所有细胞组织的原料。

蛋白质由氨基酸构成，在代谢过程中，氨基酸通过合成、分解，制造出人体内的各种细胞。

人体内有约20种氨基酸，其中8种在体内无法合成，必需通过食物摄取。蛋白质富含在肉类、鱼类、贝类、鸡蛋、乳制品、大豆、豆制品、谷类等食物中。

健康人可以从上述各类食物中均衡摄取蛋白质，而人体代谢不正常的人群如果过度摄取动物性蛋白质就会促进癌症的发生（详请请见第130页）。

为保证食疗法产生疗效，病情稳定之前，请以植物性蛋白质为中心摄取必需的营养。

三大营养素的作用

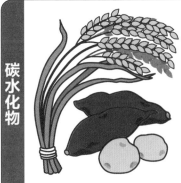

碳水化合物

- 包含食物纤维（除去食物纤维的部分被称为糖质）
- 糖质在体内消化、吸收、分解后成为葡萄糖
- 能量来源中心（1g 糖质大约相当于 4kcal 热量）
- 碳水化合物摄取不足直接导致人体所需能量不足，容易体重减轻，产生疲劳
- 摄取过度导致肥胖
- 如果将葡萄糖转化为能量的三羧酸循环（详情请见第 144 页）能顺畅运行，可以预防癌症
- 摄取 B 族维生素必不可少

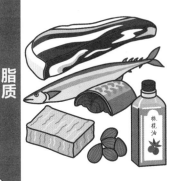

脂质

- 存在于植物性食品、动物性食品中
- 成为细胞膜及荷尔蒙的原料，是高效的能量来源（1g 脂质相当于 9kcal 热量）
- 不足时，血管会变得脆弱，皮肤会变得粗糙
- 过度摄取动物性脂肪中的饱和脂肪酸会导致动脉硬化、免疫力低下
- 需注意胆固醇含量以及脂肪酸的种类（详情请见第 132 ~ 135 页）

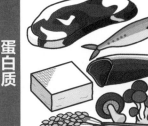

蛋白质

- 存在于植物性食品与动物性食品中
- 是肌肉、内脏、血管、皮肤、毛发等所有细胞的原料。也是荷尔蒙、酵素、神经传递物质、免疫细胞的原料
- 在体内被消化、吸收、分解后成为氨基酸
- 体内不能合成的 8 种必需氨基酸需要通过食物摄取
- 过度摄取动物性蛋白质会增加癌症风险
- 为了预防癌症，每日摄取蛋白质的总量应控制在总能量的 10% 以内较好（详情请见第 130 页）

新 陈代谢中不可缺少的维生素

维生素不足会导致疾病的发生

维生素是在 1910 年被发现的。维生素本身并不能成为能量的来源，但却是产生能量、细胞等新陈代谢中不可缺少的重要营养素。

维生素 B_1 不足会导致脚气，江户时代脚气病盛行，因此也被称为"江户病"。那时，将谷类进行了精加工，精米代替糙米成为主食而导致了维生素 B_1 不足。

脚气病在大正时代、昭和时代初期因为粮食情况恶化而不断增加，死者竟达到了 1 万～2 万人。从五十年代开始脚气病逐渐减少，直至现在几乎再无耳闻，但是考虑到缺乏维生素 B_1 也是增加癌症风险的其中一个原因，那么摄取足够的维生素确实是件非常重要的事情。

另外，维生素 C 不足会导致坏血病（易出血，免疫力下降），烟酸不足会导致糙皮病（皮肤出疹、恶心、呕吐、便秘、腹泻、口腔炎、喉咙与食道炎症）。

维生素是新陈代谢、预防或改善癌症、维持身体健康不可缺少的重要营养素。

新陈代谢不可缺少的 B 族维生素

人体也可以合成一部分的维生素，但并不是所有的维生素都可以由人体本身提供。因此，从每日膳食中摄取维生素非常重要。

维生素包含溶于水的水溶性维生素，溶于脂质的脂溶性维生素。水溶性维生素即使一次性摄取过多，多余的部分也会随尿液被人体排泄。维生素 C 与 B 族维生素属于水溶性维生素，在每餐中通过果汁摄取是最好的。

维生素 A 与维生素 E 等是脂溶性维生素，与脂质一起摄取较易被吸收。加热后也不会流失，因此包含这类维生素的食材可以烹饪后再食用。但是这类维生素多存在于动物性食品中，切忌在体内积蓄过多。癌症治疗中请从蔬菜、水果、菌类、坚果类食物中摄取。

虽然也有通过补充剂摄取维生素的方法，但是蔬菜与水果中除了主要的维生素外还有其他有效成分，因此建议您从食物中摄取各种营养素。

各种维生素及其功能

名 称			功 能	富含于哪种食物
脂溶性维生素		维生素 A	强化皮肤黏膜，提高免疫力，提高肠道消化吸收能力。β - 胡萝卜素在体内只会在一定的范围内转化为维生素 A	肝脏、鳗鱼、黄绿色蔬菜等
		维生素 D	帮助钙元素及磷元素在肠道内吸收	红鲑、鳗鱼、秋刀鱼、干香菇等
		维生素 E	抗氧化作用强，防止直接转化为过氧脂质	杏仁、鳄梨、菠菜、葵花油等
		维生素 K	帮助钙质沉积在骨骼上，防止血液凝固	纳豆、明日叶、菠菜、白萝卜、芜菁的叶子
水溶性维生素	B 族维生素	维生素 B_1	帮助糖质代谢，激活三羧酸循环，恢复身体活力	糙米、鳗鱼、猪肉、咸鳕鱼子、花生、毛豆
		维生素 B_2	帮助糖质、脂质、蛋白质代谢。特别是在脂质代谢中不可缺少	肝脏、鳗鱼、牛奶、纳豆、杏仁、鸡蛋等
		烟酸	帮助糖质与脂质代谢，是分解酒精不可缺少的营养素	熟干鲣鱼、咸鳕鱼子、肝脏、糙米等
		维生素 B_6	蛋白质代谢所必需的营养素。提高免疫力，具有帮助红细胞合成的作用	肝脏、鲣鱼、鸡脯肉、鲑鱼、香蕉、鲐鱼、沙丁鱼
		维生素 B_{12}	与叶酸一起产生红细胞。具有维持神经细胞健康的作用	肝脏、蛤蜊、蚬、牡蛎、秋刀鱼、沙丁鱼等
		叶酸	细胞新陈代谢中不可缺少的营养素。胎儿成长不可或缺的营养素，因此怀孕期间应该多摄取。也具有产生红细胞的作用	肝脏、油菜花、茼蒿、王菜、草莓、鳄梨等
		泛酸	糖质、脂质、蛋白质代谢所必需的营养素。具有促进荷尔蒙合成的作用	肝脏、纳豆、鳄梨、王菜等
		维生素 H	糖质、脂质、蛋白质代谢不可缺少的营养素	肝脏、鸡蛋、豆类、坚果类、番茄、胡萝卜等
	维生素 C		提高免疫力，具有解毒作用。具有强抗氧化作用，能消除自由基。一次性摄取过多不利于吸收，每餐摄取更佳	明日叶、菠菜、白萝卜、芜菁叶等

营养素的基础知识

维 持生命必需的矿物质

与癌症有关的钾元素与钠元素

矿物质与维生素一样，不能成为能量来源。其中包含与金属同样的成分，因此摄取过度也会对身体造成伤害。

人体所必需的矿物质有 16 种。其中大量存在，并且与身体代谢相关的有钠、钾、钙、镁、磷、硫、氯等元素。

必要的微量元素铁、锌、铜、锰、铬、钼、硒、碘、钴也是身体代谢所不可缺少的微量元素。

在微量元素中，硒元素具有降低癌症风险的作用。

另外，相比其他矿物质，最与癌症相关的就是钠与钾。食盐中含有大量钠，过度摄取，不仅会造成高血压，还会破坏人体内矿物质平衡而导致癌症发生。

钾与钠一起维持着体内矿物质平衡。癌细胞内钠浓度高、钾浓度低，那么大量摄取，不就可以改善体内矿物质群失衡状况从而到达预防或改善癌症的作用吗？

钾富含于蔬菜、水果之中，易溶于水，烹饪时较易流失。济阳式食疗法中建议您大量食用蔬果的榨汁，可以将维生素、钾高效吸收利用。

必需微量元素不足会造成代谢紊乱

身体对矿物质的需求量并不大。但是，钾不足就会破坏身体矿物质平衡，而其他的微量元素也是身体代谢所必需的物质。

饮食均衡就不会造成微量元素不足，但是喜爱加工食品、副食、快餐、速食面的人群会遇到微量元素不足的问题。请积极食用时令蔬菜、藻类、水果。另外，请尽量控制多量摄入会引起癌症的食盐，保持身体的矿物质平衡是十分重要的。

人体必需的矿物质及其功能

名　称	功　能	富含于哪种食物
钠	左右体内的矿物质群平衡。过度摄取，不仅会造成高血压，还会导致代谢异常成为引起癌症的重要原因。治疗中应该控制摄取量。	盐渍鲑鱼、咸鳕鱼子、竹轮、鱼肉山芋饼、火腿、腌菜、咸鲑鱼、甜烹海味、即食中式面条、奶酪等
钾	促进多余的钠排出体外，有益于稳定体内矿物质群平衡。患有肾病的患者需要限制摄取量。	鳄梨、菠菜、羊栖菜、芋头、明日叶、韭菜、马铃薯、小白菜、白萝卜叶、王菜等
钙	肌肉收缩与神经传递所必需的营养素。不足会导致骨骼、牙齿脆弱。	牛奶、酸奶、杂鱼干、水晶菜、樱虾、小白菜、白萝卜叶、王菜等
镁	构成骨骼、牙齿的元素之一。具有维持肌肉正常功能的作用。	菠菜、杏仁、羊栖菜、纳豆、芝麻等
磷	骨骼、牙齿代谢所必需的营养素。能量来源ATP 的构成成分，帮助糖质代谢。	肝脏、荞麦、蚕豆、猪肉等
铁	红血球的构成成分，不足易发生贫血。在生理周期的女性容易不足。	肝脏、蛤蜊、羊栖菜、小白菜、菠菜、纳豆、蚬等
锌	帮助细胞代谢及蛋白质的合成。不足时容易发生免疫力低下，造成味觉障碍。	牡蛎、肝脏、多罗波蟹、鳗鱼、南瓜籽、纳豆等
铜	帮助铁的吸收并存储在肝脏。能激活具有抗氧化作用的酵素（SOD）。	牡蛎、芝麻、大豆、红豆、蚕豆、杂鱼干等
锰	与钙与磷一起作用，可促进骨骼代谢。具有激活抗氧化酵素（SOD）的作用。	荷兰芹、芝麻、柿子、红豆、糙米、大豆等
碘	甲状腺荷尔蒙的构成成分。在人体生长期，促进人体发育；成人后，促进代谢。	海带、裙带菜、海苔、沙丁鱼、鲐鱼、鲣鱼等
硒	抗氧化作用强，能预防老化、动脉硬化、癌症。帮助维生素 C 被人体高效使用。	沙丁鱼、扇贝、鸡蛋、乳制品等
铬	帮助能够控制血糖值的胰岛素工作。具有适量维持中性脂肪与胆固醇的作用。	羊栖菜、海苔、糙米、小麦胚芽等
钼	帮助糖质、脂质、铁代谢，是产生尿酸不可缺少的营养素。	纳豆、豆腐等豆制品、花生、芝麻等

附录 有效抗癌的营养素

名　称	功　能
虾青素	鲑鱼、虾、螃蟹中含有的红色色素成分，属于类胡萝卜素的一种。抗氧化作用非常强，是维生素 E 的 1000 倍之多。能强力消除自由基，预防癌症。
天门冬氨酸	氨基酸的一种。存在于芦笋的笋穗中，由此而得名。在肝脏中也能合成，具有提高免疫力的作用。
阿拉伯木聚糖	从大米、小麦等稻科植物中摄取的食物纤维。癌症治疗中请使用较易吸收的补充剂来摄取阿拉伯木聚糖。
α-胡萝卜素	素类胡萝卜素的一种。动物实验中确认比 β-胡萝卜素具有更高的癌症抑制作用。胡萝卜、番薯、南瓜、西蓝花中含量较多。
花青素	植物中含有的红、紫、蓝色素的总称，存在于浆果类、梅脯、茄子中。茄子的花青素又叫作飞燕草色素。抗氧化作用极强，能有效改善视力。抑制过氧化脂质的产生。
硫化物	百合科、十字花科植物含有的成分总称，包括二烯丙基硫化物、大蒜素、异硫氰酸酯等物质。具有强烈的刺激臭味以及强抗氧化作用。
异硫氰酸酯	十字花科植物含有的辛味成分来源。萝卜硫素也是其中一种。擦泥、切开时，在酵素的作用下就会产生异硫氰酸酯，具有帮助消化、促进食欲、预防血栓等多种功效。动物实验中确认能够预防癌症的发生，能够诱导癌细胞自然灭亡（细胞凋亡）。
异黄酮	大豆富含的成分。黄酮类物质的一种。具有与女性荷尔蒙相似的作用，能降低乳腺癌与子宫癌风险，也具有改善更年期障碍的作用。也存在于豆制品当中。
吲哚	十字花科植物所含有的植物。能抑制遗传因子被伤害，缩小肿瘤、消除致癌物质，也具有提高免疫力的作用。

EPA （二十碳五烯酸）	n-3 多价不饱和脂肪酸。能降低血液中的脂质浓度，使血液循环顺畅，激活大脑。具有抑制动脉硬化的作用，可以提高免疫力，预防癌症。
表没食子儿茶素 没食子酸酯	儿茶素的一种，在所有儿茶素成分中，最具有抗氧化作用。具有预防癌症、抑制胆固醇、稳定血压、抑制血糖值上升、改善肠道环境的作用。
舞茸 D-Fraction	β－葡聚糖的一种，存在于灰树花菌中。在美国已确认具有抑制癌症的效果，并在代替疗法中作为补充剂被应用。有报告指出，对乳腺癌、肺癌、肝癌、子宫癌、卵巢癌具有疗效。
低聚糖	糖质的一种，是 2 ～ 4 个单糖的结合体。可以成为乳酸菌、双歧杆菌等肠道有益菌群的食物，具有调整肠道环境的作用。存在于植物中，也可以通过微生物发酵而成，或者利用酵素分解植物多糖类产生。主要存在于酸奶中。
齐墩果酸	萜烯类物质的一种。绿紫苏中的齐墩果酸能够抑制癌细胞的增殖。
可可多酚	存在于可可果实中的多酚类物质的总称。具有抑制低密度胆固醇氧化的作用。动物实验结果表明，可可多酚具有松弛作用，能改善遗传性皮肤炎以及花粉症，还具有消除自由基的作用，能提高人体免疫力，有效抗癌。
儿茶素	黄酮类物质的一种。一般指存在于绿茶中的苦涩味成分的来源。具有抑制血压上升、调节血液中胆固醇含量与血糖值的作用。也具有抑制老化的作用。抗氧化作用强，能达到预防癌症的作用。
辣椒素	红色色素成分、类胡萝卜素的一种，存在于辣椒、红椒中。抗氧化作用与番茄红素同样强大。具有抑制癌症及动脉硬化的作用。
查耳酮	存在于切开明日叶后，断面处流出的黄色汁液中。多酚类物质的一种。具有强抗氧化作用，能消除自由基，从而预防癌症。使血栓难以形成，具有抗菌作用。
类胡萝卜素	富含于黄绿色蔬菜中的色素成分，不仅能像 α－胡萝卜素、β－胡萝卜素、β－隐黄素一样能在体内转化为维生素 A，还包含番茄红素、叶黄素等。类胡萝卜素具有强抗氧化作用，能预防以癌症为首的生活习惯病，与其单独摄取，多种复合摄取更佳。
神经节苷脂	植物细胞膜中含有的一种糖质，也存在于番薯中，已明确它具有抑制癌细胞增殖的效果。不耐热，为了高效利用请生食摄取。

营养素的基础知识

胡萝卜醇	类胡萝卜素的一种，黄色色素成分，几乎存在于所有的植物中。叶黄素也是胡萝卜醇的一种。抗氧化作用非常强，能预防癌症。
柠檬酸	柑橘类中含有的酸味成分来源。包含了体内难以吸收的矿物质以及溶于水能促进肠道吸收的螯合物。是构成体内三羧酸循环的成分之一。
葫芦素	黄瓜、甜瓜、西瓜等葫芦科植物中包含的成分，萜烯类的一种，种类包含 A ~ R。苦味强烈的葫芦素 C 有抗癌作用。
香豆素	柑橘类果皮中包含的香味成分。能抑制过氧化脂质的形成，促进有害物质的分解。在动物试验中确认有抑制癌症的作用。
葡萄糖异硫氰酸盐	十字花科植物中含有的辛味成分。能帮助肝脏机能解毒。动物实验中已经证实有抑制癌症的作用。
谷胱甘肽	也存在于体内，以及西蓝花、菠菜中。抗氧化作用强，具有分解有毒物质，消除自由基的作用。
绿原酸	咖啡与牛蒡中含有的多酚类成分。具有抗氧化作用，通过各种研究得出了能预防大肠癌、肝癌、糖尿病的研究结果。调查表明，每日饮用3 杯以上咖啡的人能降低一半的罹患癌症的概率。
槲皮素	类黄酮物质的一种。存在于洋葱的茶色外皮以及荞麦、柑橘类食物中。具有强抗氧化性，也有抗炎作用。报告表明，动物实验中有抑制动脉硬化的作用。与维生素 C 一起摄取，能提高抗氧化作用。被认为能够抑制腺体癌症。
胆碱	构成、修复细胞膜不可缺少的营养素。与记忆力低下也有关系。在体内可以合成，也存在于蛋黄、豆制品中。美国医学研究所把它定为需要定量摄取的必需营养素。
黑介子硫苷酸钾	十字花科植物含有的成分。接触酵素后成为异硫氰酸酯，除了具有促进消化及利尿的作用以外，还能使癌细胞自然灭亡。
生姜油·姜辣素	生姜油是生姜的辛味成分。加热后转换为姜辣素。抗氧化作用极强，能消除自由基，预防癌症。还有促进血液循环，提高免疫力，促进代谢，抑制恶心的作用。
类固醇生物碱糖苷	植物胚芽以及皮中所含的成分。马铃薯芽中含有。具有抑制癌细胞增殖的作用。
萝卜硫素	十字花科，是西蓝花中特有的一种植物化学成分。具有抗氧化、消除自由基、促进机体解毒、杀死幽门螺旋杆菌等作用，1994 年发现其具有抗癌作用。

芝麻酚·芝麻素	芝麻中含有抗氧化物质。芝麻中含有的芝麻素，能降低血液中的胆固醇含量，促进造成宿醉的乙醇分解。抗氧化作用最强的是芝麻油中含有的芝麻酚，能抑制过氧化脂质的产生，预防癌症。
牛磺酸	乌贼、章鱼、贝类中富含的一种氨基酸。能保持血压正常，降低血液中的胆固醇，抑制动脉硬化。因为可以帮助肝脏解毒，所以对以肝癌为首的肝脏疾病具有一定的疗效。
茶黄素 茶玉红精	红茶中含有的多酚类物质。是儿茶素发酵后产生的一种令红茶呈现红褐色的物质。抗氧化作用非常强，具有预防癌症的作用。
DHA（二十二碳六烯酸）	n-3 多价不饱和脂肪酸，可以由体内的 α - 亚麻酸合成而来，也存在于青背鱼类中。具有预防认知障碍的作用，能降低血液中中性脂肪，抑制动脉硬化。
萜烯类	柑橘类食物中含有的香味、苦味成分来源，也被叫作萜烯类化合物。抗氧化作用非常强，促进致癌物质排出体外。柑橘、葡萄柚皮中含有柠檬萜。苹果中含有的三萜类化合物也属于萜烯类的一种。三萜类化合物具有抑制癌细胞增殖的作用。
维生素 U	维生素 U 是从卷心菜中发现的，具有极强的保护胃黏膜作用。不仅能预防胃十二指肠溃疡，还能修复受伤的胃黏膜，预防胃癌。人体本身也能产生，富含于卷心菜、生菜、荷兰芹、芦笋等蔬菜中。
吡嗪	辣椒的香味成分。在绿色果汁的原料——甘蓝中也存在。能使血液难以凝固，从而抑制动脉硬化。
植物化学物	为了保护植物不受紫外线、害虫伤害而产生的化学物质的总称，包括多酚类、类黄酮、类胡萝卜素等成分。
植酸（肌醇六磷酸）	大米胚芽中含有的维生素物质，也被称作肌醇六磷酸。具有较强的抗氧化作用，能消除自由基。具有激活 NK 细胞提高免疫力的作用，能促进胆固醇代谢，抑制动脉硬化。
褐藻糖胶	海藻黏液中含有的成分来源。1996 年因日本癌症学会声称它具有抗癌作用而备受关注。褐藻糖胶能改善肝脏机能，稳定血压，抑制过敏，抑制癌症。
盐藻黄质	藻类中含有的褐色色素成分。类胡萝卜素的一种，具有预防癌症的作用。
类黄酮	植物成分之一。包含花青素、儿茶素、异黄酮等 7000 种以上的类别。

果胶·苹果果胶	果胶是水溶性食物纤维的一种（31页）。能调整肠道环境，预防癌症。苹果果胶是苹果中含有的果胶成分，能增加肠道有益菌，抑制有害菌的繁殖。与酸奶一起食用抗癌作用更佳。
橘皮苷	柑橘的薄皮中含有的成分，具有抑制癌症、强化毛细血管、降低胆固醇的作用。
甜菜碱	存在于虾、竹笋中。作为食品添加剂使用，将有害的高半胱氨酸转化为身体必需的甲硫氨酸，有抑制癌症的作用。
β－胡萝卜素	黄绿色蔬菜的色素成分，萜烯类化合物。具有非常强的抗氧化作用，能消除自由基，预防癌症。也能转化为必需量的维生素A，有助于提高免疫力。
β－隐黄素	柑橘、橙等柑橘类水果中含有的色素成分。类胡萝卜素的一种，具有非常强的抗氧化作用，动物实验中已经证明能够抑制癌症。食用柑橘在皮肤中能积聚β－隐黄素，因此冬季食用大量柑橘，那么即使到了夏天也能在体内保持高浓度。
β－葡聚糖	菌类细胞壁上含有的一种水溶性食物纤维。能提高免疫力，具有抗癌作用。动物实验证明能缩小肿瘤。
半纤维素	存在于植物的细胞壁上的不溶性食物纤维（详情请见第31页）。
过氧化物酶	能消除自由基的酶。存在于山葵、山药、卷心菜、牛蒡中。在体内也能合成，存在于唾液中，作为消化酶工作。消化酶另外还有淀粉酶、氧化酶。淀粉酶存在于谷类及成熟的果实中，能帮助淀粉消化。白萝卜中含有氧化酶，不仅能帮助消化，还能够分解烧焦的鱼肉上的致癌物质。
黏蛋白	山药、秋葵中含有的黏液成分。具有抑制癌症转移的作用。经过60℃度以上的加热后活性会降低。
Lyoniresinol	梅子中的成分。具有强抗氧化性，能消除自由基。
番茄红素	番茄中含有的红色色素。类胡萝卜素的一种。抗氧化作用非常强，约是维生素E的100倍，β－胡萝卜素的2倍。据报告称具有抑制癌症，激活遗传因子的作用。能有效预防肝癌、大肠癌、前列腺癌。

二烯丙基硫化物（蒜氨酸、大蒜素、蒜辣素、阿霍烯）	在大蒜、洋葱类中含有的刺激臭味、辛味的成分总称。是硫化物的一种。切开、擦泥后蒜氨酸会转化为大蒜素或蒜辣素。大蒜素与维生素B_1结合后能更有效的为人体所利用。蒜辣素能抑制细胞癌化。加热后蒜氨酸会转化成能提高免疫力、预防动脉硬化的阿霍烯。
芸香苷	类黄酮物质的一种。存在于荞麦及洋葱中。具有抗炎症、改善血液循环、促进维生素 C 吸收的作用。溶于水，因此会溶于煮过荞麦面的汤水中。
叶黄素	又名植物黄体素，类胡萝卜素的一种，富含于菠菜、西蓝花、甘蓝等蔬菜中。抗氧化作用强，能消除自由基。能预防白内障、老年型黄褐斑、大肠癌等疾病。
白藜芦醇	葡萄皮中含有的成分，多酚类物质的一种。抗氧化作用强，具有抗炎及抗肿瘤的作用。
蘑菇多糖	香菇抽取物，β–葡聚糖的一种。确认有抗癌、激活 NK 细胞的作用。抗癌效果较强，被作为抗癌剂使用。另外也作为提高免疫力的补充剂而开发。
叶绿素	植物的绿色成分。在日光下进行光合作用，吸收光能。具有提高免疫力，抑制癌细胞增殖的作用。

营养素的基础知识

图书在版编目（CIP）数据

癌细胞害怕我们这样吃 /（日）济阳高穗主编；鲁
雯霏译 . -- 南昌：江西科学技术出版社，2015.1（2021.4 重印）
　　ISBN 978-7-5390-5147-5

Ⅰ.①癌… Ⅱ.①济… ②鲁… Ⅲ.①癌－食物疗法
Ⅳ.① R247.1

中国版本图书馆 CIP 数据核字 (2014) 第 281514 号
版权登记号：14-2014-302
国际互联网（Internet）地址：http://www.jxkjcbs.com
选题序号：ZK2014394　图书代码：D14201-120

GAN GA KIERU TABEMONO JITEN
Copyright © 2011 by Takaho WATAYO
Photograph by Kenji MIMURA, Illustrations by Mie TOKURA
First published in Japan in 2011 by PHP Institute, Inc.
Simplified Chinese translation rights arranged with PHP Institute, Inc.
through CREEK & RIVER CO., LTD. and CREEK & RIVER SHANGHAI CO., Ltd.

监　　制 / 黄利 万夏　　　　　　　　日方版式 / HIROKO TAKAGI
项目策划 / 设计制作 / 紫图图书 ZITO®　　日方设计 / Center Media（池江慎也）
责任编辑 / 魏栋伟　　　　　　　　　　日方编辑 / 大政智子 山本雄二 田中澄人
营销支持 / 曹莉丽　　　　　　　　　　　　　　　　 山下祥 山口祥子
版权支持 / 王福娇

癌细胞害怕我们这样吃　　　　　　　　　（日）济阳高穗 主编　鲁雯霏 译

出版发行	江西科学技术出版社	
社　　址	南昌市蓼洲街 2 号附 1 号　邮编 330009	
	电话:(0791) 86623491　86639342（传真）	
印　　刷	天津联城印刷有限公司	
经　　销	各地新华书店	
开　　本	720 毫米 ×1000 毫米　1/16	
印　　张	10	
印　　数	87001—92000 册	
字　　数	120 千字	
版　　次	2015 年 1 月第 1 版　2021 年 4 月第 20 次印刷	
书　　号	ISBN 978-7-5390-5147-5	
定　　价	56.00 元	

赣版权登字 -03-2014-345　版权所有　侵权必究
（赣科版图书凡属印装错误，可向承印厂调换）